마이너스 건강 혁명

KB108652

HOTONDO TABEZUNI IKIRUHITO

© TOSHIHIKO SHIBATA 2008

© TORU ABO 2008

Originally published in Japan in 2008 by SANGOKAN, TOKYO.

Korean translation rights arranged through TOHAN CORPORATION, TOKYO,.

and YU RI JANG LITERARY AGENCY, SEOUL.

이 책의 한국어판 저작권은 유 . 리 . 장 에이전시를 통한 저작권자와의 독점계약으로 전나무숲에 있습니다 .
저작권법에 의해 한국 내에서 보호를 받는 저작물이므로 무단 전재와 무단 복제를 금합니다 .

마이너스 건강혁명

— 몸속 세포가 살아나는 시바타 감량 —

시바타 도시히코 지음 | 아보 도오루 감수 | 윤혜림 옮김

전나무숲

적게 먹고도
최상의 건강을 누릴 수 있다

나는 대학에서 동물생태학을 전공했다. 학술 조사를 위해 1년 중 반 정도를 텐트에서 지낸 적이 있었는데, 그때 체중이 104kg이나 나갔다. 이후 체중을 줄일 겸 현미채식을 했지만 한동안은 90kg 아래로 떨어지지 않았다. 지금은 57kg이다. 내가 만든 감량 프로그램 '시바타 감량법'을 통해 1년 만에 23kg을 줄인 것이다.

내가 '시바타 감량법'을 시작한 것은 단지 체중 감량을 위해서만이 아니었다. 생물로서의 인간이 건강을 누리면서 견뎌낼 수 있는 식사량의 한계를 알고 싶었다.

요즘 비만이 만병의 근원이라는 사실을 모르는 사람은 없다. 그러면서도 '마른 사람은 건강하다'고는 생각하지 않는다. 몸이 마른 사람을 보면 으레 위장이 약하거나 어딘가 병이 있을 거라고 여긴다. 얼굴도 핼쑥하니 왠지 초라해 보이고 성격도 까칠할 것 같다. 마르면 건강미는커녕 부정적인 이미지만 강해진다. 나는 이러한 고정관념을 깨고 '마르면 더 건강해질 수 있다'는 것을 내 몸을 통해 직접 증명하고 싶었다.

그래서 1년 동안 소식·초소식으로 섭취 칼로리를 점차 줄여나갔다. 나의 도전은 여기서 그치지 않았다. 매일 체중을 재고 몸과 마음에 나타난 변화를 기록했다. 또한 정기적으로 건강검진을 받고 스스로 체력 점검도 했다. 그 과정과 결과는 물론, 섭취 칼로리를 조절하는 방법과 주의사항 등을 정리해서 이 책에 담았다.

사람들은 평소보다 덜 먹으면 불안해한다. 살이 빠지면 병이라도 있나 걱정한다. 그래서 대사증후군의 위험성은 알아도 예방에는 적극적이지 못하다. 특히 '하루 권장 칼로리'에 얽매일수록 이런 불필요한 불안과 오해가 더 커진다. 성인 남성은 하루에 2,500kcal, 여성은 2,000kcal를 섭취해야 건강을 유지할 수 있다고 하는데 과연 그럴까?

내가 하루에 500kcal만 섭취한다고 하자 어느 운동생리학자는 "줄어든 체지방 대신 근육과 뼈가 체력 유지에 소모돼 3달 후면 사망할 것"이라고 경고했다. 그러나 한참이나 지난 지금도 나는 살아 있다. 게다가 예전보다 훨씬 더 건강하다. '적게 먹거나, 적게 먹고' 살았기 때문이다.

나는 20여 년간 매크로비오틱(macrobiotic)*과 현미채식을 실천하면서 많은 사람들에게 그 효과를 알리고 방법을 지도하는 일을 했다. 그런데 어느 날부터 이런 의문이 들기 시작했다.

'식사로 어떻게 질병을 막지?'
'마음이나 정신은 건강에 어떤 작용을 할까?'

이 의문을 푸는 데 있어 중요한 힌트를 준 분이 니가타대학의 아보 도오루(安保 徹) 교수다. 그가 밝혀낸 면역력과 자율신경의 관계를 음양오행론의 관점에서 해석해보았더니 식사와 성격이 질병의 발생과 치유에 어떤 영향을 미치는지 정확하게 알 수 있었다. 또 복잡하게 얽혀 있던 '생(生)'과 '사(死)'와 '식(食)'의 관계가 명쾌하게 드러났고, 매크로비오틱에 대한 내 생각도 크게 달라졌다. 그러자 '하루 권장 칼로리'라는 기준이 더욱 모호하게 느껴졌다.

섭취 칼로리 감량을 시작한 데는 이처럼 먹는 것에 대한 근원적인 의미를 찾고자 하는 욕구도 있었다. 적게 먹어도 건강을 해치지는 않는지 알아보려고 의료기관을 찾으면 의사는 내 식단에 단백질과 미네랄이 부족하다고 늘 핀잔을 놓았다. 그러나 건강검진 결과에서는 아무 이상도 발견되지 않았다.

오히려 적게 먹어도, 아주 조금만 먹어도 나는 점점 더 건강해졌다. 마음은 평온해지고 체질은 더 강해졌다. 몸은 말랐지만 허약해지지 않았다. 그러기는커녕 온몸의 세포가 기지개를 켜듯 기운이 솟았다. 지적 쾌

---

* 매크로비오틱은 음양(陰陽)의 원리를 도입한, 자연식 중심의 식생활을 바탕으로 하는 장수법의 하나로 제철음식을 뿌리부터 껍질까지 통째로 먹는 식습관을 말한다.

감마저 느껴졌다. 사는 게 즐거웠다.

이 책은 '굶어서 살을 빼는' 단순 무지한 방법의 다이어트 책이 아니다. 각자 타고난 몸의 성질과 생활환경이 다른 점을 고려해서 자신에게 맞는 감량 방법을 찾을 수 있도록 꾸몄다. 이 책을 읽고 여러분도 적게 먹고 살아보라.

영양이 고루 담긴 저칼로리 식사가 몸의 잠재능력을 깨울 것이다. 그 힘이 심신의 유약한 부분을 치유할 것이다. 강인해진 몸이 더없이 미더우니 매사에 자신감과 의욕이 생길 것이다. 건강한 사람은 더 건강해지고, 어딘가 불편하고 지병이 있었던 사람들은 몸이 개선되는 것을 느끼면서 '최상의 건강'을 누리게 될 것이다. 그렇게 더 건강해지고 더 행복해지는 게 감량의 진정한 효과다.

신대륙을 발견하고 보물까지 찾아 돌아온 선원의 항해 일지와 지도를 보는 기분으로 이 책을 즐겨주기 바란다.

_ 시바타 도시히코

차례

Part 1 시바타 감량으로 최상의 건강 누리기

Part 2 과학의 눈으로 본 소식·초소식의 효과

영양학자 '하라 마사토시'와의 대담

영양학이 평가하는 시바타 감량의 효과

Part 3 시바타 감량, 그 1년간의 기록

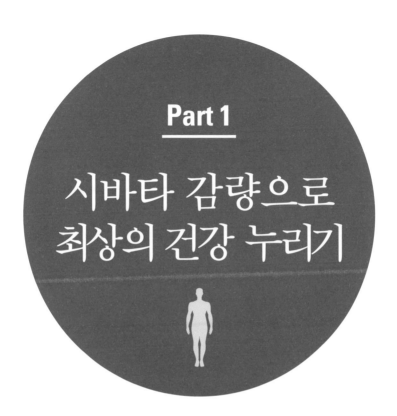

Part 1

시바타 감량으로 최상의 건강 누리기

'섭취 칼로리 감량'이라는 원인과 '건강'이라는 결과 사이에는
오랜 시간과 다양한 요소들이 존재한다.
그래서 어떤 방법이 가장 효과적이고
만족스러운지 객관적으로 증명하기는 어렵다.
이런 점 때문에 아직도 기대 반 걱정 반으로 망설이고 있을 분들을 위해
섭취 칼로리 감량과 건강에 관한
내 소신과 지식을 아낌없이 알려드리고자 한다.

'시바타 감량'으로
건강 상식의 오류를 바로잡는다

신체적 · 정신적 능력을 높이는 가장 효과적인 방법

맛 좋은 음식을 골라 배불리 먹는 습관은 최근 수십 년 사이에 세계적인 현상이 되었다. 미식(美食)과 포식은 풍요 사회의 필연적인 상징이지만, 정작 그 풍요의 토대를 마련한 세대는 늘 허기에 시달려야 했다. 하지만 배고픔은 인류에게 성실과 근면을 가르치고 열정적으로 살게 했다.

이렇듯 미식과 포식은 지금에 이르는 문명의 번영과 문화의 발전을 이룩한 원동력이 아니다. 오히려 개인과 사회의 성장을 방해하거나 뒷걸음질을 치게 만드는 침체와 쇠퇴의 주범이다. 나는 '적게' 먹기 시작해 나중에는 '아주 조금만' 먹고 사는 장기간의 칼로리 감량 생활에 도전해 마침내 '건강'이라는 성과를 거두었다. 그 결과 지금도 나는 내 몸을 이루는 세포 하나하나가 눈을 크게 뜨고 꿈틀대며 살아 숨 쉬는 강한 생명력을 느끼며 살고 있다.

나는 섭취 칼로리 감량(이하 '칼로리 감량') 전에도 건강한 편이었다. 그러니 병을 고치려고 감량에 도전한 것은 아니다. 건강한 상태에서 굶주림에 가까운 체험을 하면 어떻게 될지 궁금했다. 체중이 줄면서 나타나는 변화들이 내 의문에 대한 답을 줄 것으로 믿었다. 일종의 실험이었던 것이다.

그 감량 과정은 순탄하지만은 않았다. 너무 몸이 말라 회복되지 않으면 어쩌나 내심 불안했고, 한동안은 낯선 호전반응에 시달려야 했다. 가족의 반대도 만만치 않았다. 이런 여러 가지 걸림돌을 디딤돌 삼아 치밀한 계획과 꾸준한 노력 끝에 감량에 성공했다. 그리고 기대 이상의 결과를 얻었다. 1년간의 노력 끝에 적게 먹거나 아주 조금만 먹고 사는 것이 신체적·정신적 능력을 높이는, 그 무엇보다 효과적인 방법이라는 사실을 깨달았다.

시바타 감량에 필요한 두 가지 조건

시바타 감량에 도전하려면 두 가지 조건을 갖춰야 한다.

하나는 긍정적인 욕구다. 건강해지고 싶다거나 활기차게 생활하고 싶다거나 능력을 발휘해서 주변의 평가를 얻고 싶다거나 하는 적극적인 바람이 있어야 한다. 몸이 좀 약해도 괜찮다거나 개성이 부족해도 그만이거나 한번 애써볼 생각조차 없다면 조건 미달이다. 지금보다 더 나은 자신을 만들려는 '자기 향상'에 대한 적극적인 의지가 있어야 한다.

다른 하나는 합리적 사고다. 앞에서 말했지만 감량을 시작한 후 6개월

동안은 견디기가 여간 힘들지 않았다. 그 노고를 나머지 6개월 동안에 보상받았고, 그 후로도 날마다 건강이라는 보수를 받고 있으니 충분히 만족스럽다. 진정한 건강을 얻고 나야 심신의 변화로 나타나는 풍성한 결실을 기대할 수 있다. 목표 수익에 도달할 때까지는 기꺼이 리스크를 감수할 수 있어야 한다. 합리적으로 손익 계산을 할 줄 알아야 한다는 말이다. 그 수익으로 자신이 가진 성장 가능성을 높일 수 있다면 '그 정도 대가는 기꺼이 치르겠다'는 담대함이 필요하다.

이 두 가지를 가졌다면 지금보다 더 건강하고 행복하고 활기찬 삶을 위해 시바타 감량의 세계로 떠날 일만 남았다.

상식과 고정관념에서 벗어난다

시바타 감량에 도전하려면 갖출 것도 있지만 버릴 것도 있다. 바로 상식과 고정관념이다. 끼니를 거르거나 필요 칼로리보다 적게 먹으면 힘이 빠지고 병이 생길 것 같지만 그렇지 않다. 더 활기차고 건강해진다. 기운을 앗아가고 병을 주는 것은 '맛 좋은 것만 골라 많이 먹는 습관'이다.

지금도 국가나 제약회사들은 막대한 비용을 들여 신약 개발에 몰두하고 있다. 아보 도오루의 면역 이론에서는 그런 현상을 낭비라고 지적한다. 우리 몸에는 스스로를 치유하는 힘이 존재하므로 그 힘을 방해하지 않는다면 그렇게 많은 약은 필요가 없기 때문이다. 내 몸에 잠재하는 치유력을 깨우는 것이 바로 '소식과 초소식'이다. 내가 실천하고 지도하는 현미채식도 이 이론에 바탕을 두고 있다.

어느 날 예전에 내가 개최한 현미채식 세미나에 참가했던 한 환자로부터 연락이 왔다. 그는 말기암을 앓고 있었다. 병원에 가보니 수액으로 영양제와 진통제를 맞고 있었다. 나는 '현미 단호박 수프'와 '현미 누룩 미음'을 만들어 드렸다. 그것을 먹고 환자가 기운을 차리자 간호사들도 놀라워했다. 현미채식과 몇 가지 처치법 등을 통해 환자는 폐부종에서 오는 전신 통증이 가라앉았고, 간병하던 가족들은 피로감과 알레르기 증상에서 벗어날 수 있었다.

그러나 말기암 환자의 경우는 식사요법으로 잠시 병세가 호전되거나 정신적으로 안정을 찾을 수는 있지만 암 자체를 극복하기는 어렵다. 이런 점을 모르는 환자의 가족들은 환자가 세상을 떠난 뒤에 "시바타 씨만 믿더니 야윌 대로 야위어 돌아가셨다"며 원망했다. '몸이 마르면 영양이 부족한 것이고, 그러면 죽는다'는 것이 일반 상식이기 때문이다.

애완동물을 길러본 사람은 알겠지만 개나 고양이는 몸이 좀 안 좋으면 며칠이고 굶는다. 단식을 통해 몸을 쉬게 하면 몸이 스스로 증상을 처리하여 건강을 되찾을 수 있다는 것을 본능적으로 알고 있기 때문이다. 우리 인간도 본능적으로 또는 무의식중에 그 사실을 알고는 있지만 어설픈 상식에 얽매여 실천하지 못하고 있는 것이 아닐까? 이 의문에 대한 답을 내 몸을 이용해서 찾아보고 싶었다. 이것이 이번 감량의 진짜 동기다.

영양 섭취가 줄면 몸이 마른다. 현대의학은 이 원리를 환자에게 적용하는 것에 대해 극도의 거부감을 나타낸다. 보기에 안 좋기 때문이다. 인체의 자체 방어 시스템이 아무리 먹고 싶지 않다고 외쳐대도 소용이 없다. 촛불이 꺼져가듯 천천히 편안하게 임종을 맞이하도록 돕지 않는다. 더 이상 손 쓸 도리가 없을 때조차 수액으로 영양을 공급해 무리하게 생명을 연장하기 때문에 환자는 더 오래 고통을 겪어야 한다.

어찌된 일인지 병원이라는 곳에서는 '생(生)'과 '식(食)'과 '사(死)'의 관계가 뒤엉켜 제자리를 찾지 못하고 있는 것 같다. 개인도 마찬가지다. 돈을 들여 많이 먹고 그로 인해 병을 얻어 다시 돈을 들여 고치려고 한다. 이런 한심한 낭비 구조를 한시라도 빨리 바로잡아야 한다.

나는 더 이상 이 문제를 깊이 다룰 생각이 없다. 다만 질병을 막고 생활습관병을 개선하며 식비를 줄여주는 소식·초소식의 이점은 앞으로도 계속 강조할 것이다. 건강을 비롯해 환경이나 에너지, 식량, 의료 등 현대인이 안고 있는 여러 가지 문제를 해결하는 방안은 무언가를 자꾸 보태기만 하는 '플러스(+)'가 아니라 과한 것을 덜어내고 비워내는 '마이너스(-)'라는 것을 알아야 한다.

누구에게나 효과적인 건강법은 없다

현대사회에 차고 넘치는 정보 중 하나가 건강 지식이다. 그중에서 '○만 마시면, △만 먹으면, □만 하면 건강해진다'라고 한다면 우선 의심해봐야 한다. 사람마다 체질이 다 다른데 어떻게 모든 사람에게 효과적인 건강법이 있겠는가. 그래서 방법은 같아도 효과를 보는 사람과, 효과는 커녕 해를 입는 사람이 있는 것이다. 정확한 근거도 없이 유행하는 건강법이면 무조건 따르는 것도 문제다.

이 장에서는 자신의 체질을 진단하는 방법과 체질에 맞는 건강법을 소개한다. 건강법의 기본은 지나치거나 모자라지 않은 '중용(中庸)'이다. 또 방법이 번거롭거나 부담스럽지 않아 꾸준히 실천할 수 있어야 한다.

그런데 이런 조건을 다 갖춘 선상법이라도 자신이 놓인 상황에 맞지 않으면 오래가지 못한다. 여러분 중에는 혼자 사는 분도 있고 가족과 함께 사는 분도 있다. 또 몸을 많이 쓰는 일을 하는 사람도 있고, 머리를 많이 쓰는 일을 하는 사람도 있다. 이 책을 읽는 독자들만 보더라도 생활환경과 라이프스타일, 음식에 대한 기호, 성격 등이 천차만별이다.

그래서 이 책에서는 각자의 체질과 성격·성향·생활습관 등의 특징을 반영한 맞춤형 실천 프로그램을 마련했다. 요점은 소식·초소식을 하면서 몸이 보내는 신호에 자주 눈길을 주고 귀를 기울여 자신의 몸이 어떻게 달라지고 있는지를 아는 것이다. 몸과 마음의 변화를 자세히 들여다보면 언제 엑셀을 밟아야 할지, 브레이크를 밟아야 할지, 방향을 바꿔야 할지를 알 수 있다. 그러면 자신에게 맞는 감량 작전도 세울 수 있다.

시바타 감량을 시작하면 내가 겪은 대로 처음에는 배가 고파 기력이 떨어질 수 있다. 여름인데 피부가 바싹 마르기도 한다. 이런 현상에 어떻게 대응해야 하는지, 무엇을 통해 극복할 수 있는지를 다 알려드릴 것이다. 배가 비면 오히려 속이 편해지고 기운이 나며, 계절성 질환과 지병이 호전되는 그날까지 기꺼이 여러분의 길잡이가 될 것이다. 각자 주어진 상황에 맞춰 무리하지 않고 목표를 이룰 수 있도록 적극 도울 것이니 안심하길 바란다.

최상의 건강을 누린다

병에는 가벼운 병과 무거운 병이 있다. 병명도 참 여러 가지다. 그럼 건강은 어떤가? 병만 없으면 건강한 것일까? 동양의학에는 '미병(未病)'이라는 개념이 있다. 미병은 병이 나기 전의 상태를 뜻한다. 바람직한 순서부터 나열하자면 '건강 → 미병 → 질병 → 가벼운 병 → 무거운 병'이 된다.

나는 건강한 상태에서 '기아'에 가까운 체험을 했다. 그러고 나니 병뿐만 아니라 건강에도 단계나 수준이 있다는 것을 알게 됐다. 소식·초소식을 하면 최상의 건강 수준에 이를 수 있다는 것을 몸소 체험했다. 한번이 기분을 맛보면 계속 그 상태를 지키고 싶어진다. 질병과 멀어지니 의료비 걱정도 줄어든다.

나는 신장과 방광 쪽이 허약해 늘 불쾌 증상에 시달렸다. 20년 가까이 현미채식을 해도 전혀 낫지 않던 그 증상들이 소식·초소식을 하면서 말끔히 사라졌다. 내 몸에 숨어 있던 치유력을 발휘시키는 데는 현미채식보다 적게 먹는 식생활이 더 효과적인 모양이다.

건강해야 몸이 느끼는 상쾌한 기분을 만끽할 수 있다. 소식·초소식 생활로 체질이 강해지고 '미병'에서 '건강'의 영역으로 한 발짝 들어서면 자신의 몸의 감각들이 되살아나는 느낌을 맛보게 된다. 그런 쾌감을 느꼈다면 이제는 '건강'에 대한 개념을 한 수준 더 높게 두어야 한다.

'통증 같은 불쾌함만 없으면 된다'는 안일한 생각은 버리자. 그 정도에 만족하면 이미 당신의 건강은 손해를 보고 있는 셈이다. 건강 영역에 들어가서 '내 몸도 이렇게 좋아질 수 있다'라고 긍정적인 효과를 기대하면 그 상태를 지키거나 건강의 수준을 더 높이려고 애쓰게 된다. 또 평소에도 몸을 아끼고 보살피며 사소한 변화에도 주의를 기울이게 된다. 그 시점에서 이 책을 다시 한번 읽거나 관련 서적을 찾아 필요한 정보를 확인한다면 그때까지 머리로만 이해되었던 사실들이 새삼 가슴에 와닿게 될 것이다.

시바타 감량은 당장 눈에 보이는 효과만 노리는 무리한 다이어트가 아니다. 물론 불쾌 증상이나 질병에서 벗어나기 위해 도전하는 경우도 있을 것이다. 감량 과정에서 자신의 자연치유력을 확인하고 나면 자신의 몸을 믿고 의지하게 되니 전에 없던 관심과 욕구들이 생긴다. 마침내 건강 수준이 '보통'에서 '최고'로 오르면 이제는 자신 안에 숨어 있는 능력을 찾으려고 애쓰게 된다. 포기했던 일에 재도전하는 용기도 생긴다.

시바타 감량으로 얻는 진정한 효과란 이처럼 미래를 꿈꾸며 지금껏 누려보지 못한 충실한 삶을 살게 되는 것이다.

체질을
진단한다

자율신경계의 유형으로 체질을 나눈다

    인간에게는 날 때부터 지니고 있는 몸의 생리적 성질, 즉 체질이 있다. 그중에서 건강과 가장 관계가 깊은 성질이 바로 '자율신경계의 유형'이다. 자율신경계는 대뇌의 직접적인 지배를 받지 않고 심장박동, 호흡, 소화, 호르몬 분비 등 생명 유지에 필수적인 기능을 자율적으로 조절한다. 자율신경은 뇌의 중추에서 나와 척수를 지나 각 내장기관과 혈관에 분포돼 있다.

    자율신경계는 교감신경과 부교감신경으로 이루어져 있다. 이 두 가지는 서로 반대되는 기능을 해서 길항적으로 작용한다. 말하자면 교감신경은 엑셀 역할을 하고, 부교감신경은 브레이크 역할을 한다. 흥분하면 호흡이 얕고 빨라지며 심장박동이 증가하는데, 이는 교감신경이 우세하게 작동하기 때문이다. 기분이 안정되면 호흡이 깊고 느리며 혈액의 흐름이 활발해지는데, 이는 부교감신경이 우세하게 작동하기 때문이다.

아보 도오루의 면역 이론으로 자율신경과 질병의 관계를 살펴보자. 혈액의 백혈구에는 큰포식세포와 과립구, 림프구가 있다. 이 구성 비율을 자율신경이 제어한다. 교감신경이 우세하면 과립구가 늘어나고, 부교감신경이 우세하면 림프구가 늘어난다. 과립구와 림프구의 비율이 일정하게 유지되면 매일 100만 개나 생긴다는 암세포조차 힘을 잃는다.

자율신경계를 기준으로 체질을 나누면 교감신경이 우세한 유형과 부교감신경이 우세한 유형이 있다. 자율신경계의 유형이 다르면 잘 걸리는 질병도 다르기 때문에 자율신경을 조절하면 그런 질병을 막거나 치료하는 데 도움이 된다.

자율신경계는 생명을 유지하는 데 필수적인 기능을 조절하고 우리 몸이 갑작스런 환경 변화에 대응할 수 있도록 한다. 그러므로 본래는 질병으로부터 신체를 보호하는 역할을 한다. 그러나 교감신경이나 부교감신경 중 어느 한쪽이 지나치게 흥분하거나 이런 상태가 오래 이어지면 암 같은 질병도 생길 수 있다. 그래서 건강을 지키고 질병을 예방 및 회복하려면 먼저 자신의 자율신경이 균형을 이루고 있는지를 확인해야 하는 것이다.

교감신경과 부교감신경이 제 역할에 따라 작용하지 못하고 어느 한쪽이 심하게 억제되거나 과활성화되는 주된 원인은 '성격'과 '식습관'에 있다. 생각이나 감정을 다스리는 성격과 평소의 식습관을 살펴보면 자신이 체질적으로 교감신경이 우세한지, 부교감신경이 우세한지 판단할 수 있다. 자율신경이 균형을 잃으면 일상적인 행위나 생활습관 등에 그 영향이 나타나고 심해지면 몸에 불쾌 증상이 생기거나 체질이 변하게 된다.

지금부터 성격, 식습관, 체질 변화, 생활습관 등을 바탕으로 자신의 자율신경계 유형을 알아보자.

자율신경계 유형 _ 성격으로 진단하기

교감신경이 작동하면 의욕이 생기고, 의지가 강해지며, 집중력이 높아진다. 그러나 교감신경이 지나치게 우세하면 쉽게 흥분하고, 감정의 기복이 심해져 주변 상황을 제대로 파악하지 못하게 된다. 반면 부교감신경이 작동하면 마음이 안정되고, 감각이 예민해져 변화를 금세 알아차리지만 이 역시 지나치면 문제다. 결단성이 없어 어물어물 망설이기만 하고, 온갖 일에 신경이 쓰여 과민하고 매사에 감정적으로 대처하게 된다.

자율신경과 성격의 상관성을 이용해 자신이 교감신경과 부교감신경 중 어느 쪽이 우세한 유형인지 알아보자.

30쪽의 도표 1-1에서 자신의 성격이나 성향, 태도에 해당하는 항목에 표시한다. Ⓐ에 해당하는 항목이 더 많으면 교감신경 우세형이고, Ⓑ에 해당하는 항목이 더 많으면 부교감신경 우세형이다. 자신의 성격을 객관적으로 파악하기 어려울 때는 가족이나 친구의 의견 등도 참고한다.

암 환자에게 발병 당시의 성격을 물어보면 교감신경 우세형에 해당하는 '친절하다', '무슨 일이든지 열심이다'와 부교감신경 우세형에 해당하는 '정이 많다', '근면 성실하다'에 표시하는 경우가 아주 많다. 그런데 같은 사람이라도 암 치료 후에 다시 한번 성격을 진단하면 발병 당시와는

확연히 다른 결과가 나온다. 이럴 때는 식습관이나 생활습관 등 다른 요인의 진단 결과와 종합해 자율신경계의 유형을 판단한다.

자율신경이 상황에 따라 유연하게 작동하지 못하면 다른 요인과 상호작용하여 교감신경이나 부교감신경 중 어느 한쪽이 지나치게 우세해진다. 이런 상황이 자주 또는 오래 이어지면 백혈구를 구성하는 과립구와

도표 1-1 ⋮⋮⋮ 성격 진단표

A
- ☐ 성질이 급하다
- ☐ 유쾌하고 활발하다
- ☐ 화를 잘 낸다
- ☐ 친절하다
- ☐ 온화하고 착실하다
- ☐ 자신감이 많다

- ☐ 차분하지 못하다
- ☐ 무슨 일이든지 열심이다
- ☐ 낙천적이다
- ☐ 목적을 이루기 위해 끈기 있게 애쓴다
- ☐ 사교적이다
- ☐ 남을 돌보는 일에 적극적이다

해당하는 항목 수 〔   〕개

B
- ☐ 소심하다
- ☐ 신경질적이다
- ☐ 우울하고 어둡다
- ☐ 제멋대로 행동하고 버릇이 없다
- ☐ 소극적이다
- ☐ 정이 많다

- ☐ 근면 성실하다
- ☐ 내성적이고 비사교적이다
- ☐ 얌전하다
- ☐ 외로움을 잘 탄다
- ☐ 고집이 세다
- ☐ 융통성이 없다

해당하는 항목 수 〔   〕개

림프구의 비율이 정상 범위를 벗어나게 되어 암 같은 질병으로 이어진다. 자신도 모르는 사이에 서서히 질병을 향해 나아가게 되는 것이다.

자율신경계 유형 _ 식습관으로 진단하기

다음은 '성격'과 관계 깊은 '식습관'을 진단해본다.

32쪽 도표 1-2에서 해당하는 항목에 표시한다. Ⓐ에 해당하는 항목이 더 많으면 교감신경 우세형이고, Ⓑ에 해당하는 항목이 더 많으면 부교감신경 우세형이다.

이 진단에서는 해당 항목의 수가 Ⓐ와 Ⓑ 양쪽에 다 많아도 문제가 된다. 교감신경이나 부교감신경의 어느 한쪽을 활성화하는 음식을 너무 자주 먹으면 자율신경이 균형을 잃어 질병에 걸리기 쉽기 때문이다.

음식에는 따뜻한 성질을 가진 양성식품과 찬 성질을 가진 음성식품이 있다. 양성식품은 주로 교감신경을 활성화하고, 음성식품은 주로 부교감신경을 활성화한다. 질병을 이겨내고 건강을 지키려면 성질이 어느 한쪽으로 치우치지 않는 중용을 바탕으로 하는 식생활이 바람직하다.

도표 1-2 ::: **식습관 진단**

Ⓐ

☐ 쇠고기, 돼지고기, 닭고기 같은 육류를 거의 매일 먹는다.

☐ 참치나 연어 같은 생선을 거의 매일 먹는다.

☐ 치즈를 거의 매일 먹는다.

☐ 달걀이나 생선 알 같은 알 종류를 거의 매일 먹는다.

☐ 소금이나 간장으로 간을 한 짜고 진한 맛을 좋아한다.

☐ 전병이나 크래커 같은 구운 과자를 거의 매일 먹는다.

☐ 튀김이나 볶음 요리를 거의 매일 먹는다.

해당하는 항목 수 (   )개

Ⓑ

☐ 맥주나 위스키 등의 술을 거의 매일 마신다.

☐ 계절에 관계없이 생채소를 샐러드 등으로 거의 매일 먹는다.

☐ 우유나 요구르트, 주스나 콜라 등의 음료를 거의 매일 마신다.

☐ 커피나 녹차, 허브티 등을 하루에 세 잔 이상 마신다.

☐ 바나나나 오렌지 등의 과일을 거의 매일 먹는다.

☐ 후추, 고춧가루, 허브 등이 많이 들어간 음식을 자주 먹는다.

☐ 케이크, 화과자, 스낵류 등 단맛 나는 간식을 자주 먹는다.

해당하는 항목 수 (   )개

자율신경계 유형 _ 신체 증상으로 진단하기

이번에는 신체에 나타난 증상들을 살펴보기로 한다.

아래 도표 1-3에서 해당하는 항목에 표시한다. Ⓐ에 해당하는 항목이 더 많으면 교감신경 우세형이고, Ⓑ에 해당하는 항목이 더 많으면 부교감신경 우세형이다.

교감신경이 작동하면 몸 전체에 활력이 생기고, 근육 활동이 증가하며, 혈관이 수축된다. 또 위장 운동이 억제되어 배변의 양이나 횟수가 줄

도표 1-3 ⋮⋮⋮ 신체 증상 진단

Ⓐ
- ☐ 변비
- ☐ 어깨결림
- ☐ 귀울림
- ☐ 눈의 피로
- ☐ 냉증
- ☐ 불면증
- ☐ 고혈압
- ☐ 요통
- ☐ 여드름, 뾰루지
- ☐ 기미, 주름, 색소침착

해당하는 항목 수 〔   〕개

Ⓑ
- ☐ 설사
- ☐ 비염, 꽃가루 알레르기
- ☐ 전신 부종과 귀울림
- ☐ 알레르기 질환
- ☐ 아토피피부염
- ☐ 천식
- ☐ 과식증
- ☐ 기침
- ☐ 상반신 열감과 하반신 냉증
- ☐ 과민증

해당하는 항목 수 〔   〕개

어든다. 이 작용이 지나치면 몸이 긴장되고, 근육이 딱딱해지며, 혈액순환이 잘되지 않거나 변비가 생긴다.

한편 부교감신경이 작동하면 몸이 편안해지고, 근육이 이완되며, 혈관이 확장된다. 또 위장 운동이 촉진되어 배변의 양이나 횟수가 늘어난다. 이 역시 작용이 지나치면 무기력해지고, 나른해지며, 혈액순환이 잘되지 않거나 설사를 한다.

성격이나 식습관은 자신이 생각하는 것과 객관적인 평가가 어긋나는 경우가 많은데, 그에 비하면 신체 증상에 의한 진단은 정확한 편이다. 만약 성격이나 식습관의 진단 결과가 신체 증상의 진단 결과와 다르다면 가족이나 친구의 의견을 참고해서 다시 한번 두 요인을 진단해보도록 한다.

앞에서 말했듯이 백혈구에는 큰포식세포와 과립구, 림프구가 있다. 과립구는 비교적 큰 세균류를 처리한다. 세균 같은 이물질이 몸속에 들어오면 과립구가 그 부위로 모여들어 이물질을 소화 및 분해한다. 그런데 교감신경이 지나치게 우세하면 과립구가 너무 늘어나 몸에 이로운 상재균까지 공격한다. 그 결과로 화농성 염증이 생기거나 신진대사가 과잉 촉진되어 심하면 조직이 파괴되기도 한다.

림프구는 과립구가 처리하지 못하는 작은 이물질들을 처리한다. 바이러스 등이 우리 몸속에 침입하면 그것을 항원으로 인식한 큰포식세포의 지시로 림프구가 이물질을 붙잡아 처리한다. 그 과정에서 면역이 성립하여 같은 질병에 두 번 걸리지 않게 되는 것이다. 그런데 부교감신경이 지나치게 우세하면 림프구의 비율이 높아지기 때문에 항원에 과민 반응하게 되어 알레르기 질환이 일어난다.

자율신경계 유형 _ 체질 변화로 진단하기

타고난 몸의 성질이나 성향도 변할 수 있다.

아래 도표 1-4에서는 20살 때 자신의 체질에 해당하는 항목에 표시한다. ⓐ에 해당하는 항목이 더 많으면 교감신경 우세형이고, ⓑ에 해당하는 항목이 더 많으면 부교감신경 우세형이다.

문제는 현재의 체질이 20살 때의 체질과 다른지의 여부다. 예를 들어 예전에는 자주 찬물로 목욕을 했는데 지금은 아예 엄두도 못 낸다면 체질이 바뀐 것이다. 또 가족들로부터 옛날보다 목소리가 아주 커졌다는 말을 들었다면 그것도 체질 변화의 예가 될 수 있다.

몸의 성질이 바람직하지 않은 쪽으로 변했다면 당장 겉으로는 드러나지 않아도 이미 자율신경이 균형을 잃어 미병 상태에 있다는 뜻이다. 다시 말해 '질병 위험군'인 것이다.

도표 1-4 ⋮⋮⋮ **체질 변화 진단**

A1
20살 때

- ☐ 체격이 다부지고 살이 많이 쪘다
- ☐ 목이 굵고 짧다
- ☐ 얼굴이 붉다
- ☐ 목소리가 크다
- ☐ 식욕이 왕성하다
- ☐ 아침에 일어나자마자 바로 활동할 수 있다
- ☐ 몸에 열감이 있다
- ☐ 목욕할 때 찬물에 들어가는 것이 싫거나 힘들지 않다

□ 목욕을 오래 하지 않는다

□ 행동력이 강하다

A2
현재

□ 다부진 근육질로 살이 별로 없다

□ 위와 장이 약해 가끔 설사를 하거나 변비가 있다

□ 하체가 자주 또는 늘 차다

□ 목소리가 크다

□ 매운 맛을 좋아한다

□ 기운이 있다

□ 행동력이 있다

□ 겨울을 싫어한다

□ 움직임이 활발하다

□ 공격적이다

B1
20살 때

□ 전체적으로 통통하다

□ 근육이 단단하지 못하다

□ 턱이 둥글다

□ 혈압이 낮다

□ 과일을 즐겨 먹는다

□ 냉증이 있다

□ 움직임이 활발하지 못하다

□ 목욕할 때 찬물에 들어가는 것이 싫거나 힘들다

□ 빈혈기가 있다

□ 목욕을 오래 하지 않는다

해당하는 항목 수 [   ]개

B2

현재

□ 허약하다

□ 위와 장이 약하다

□ 턱이 뾰족하다

□ 혈압이 낮다

□ 짠맛을 좋아한다

□ 몸 상태가 나쁘면 얼굴빛이 어둡다

□ 아침에 일어나기가 힘들다

□ 목욕할 때 찬물에 들어가지 못한다

□ 빈혈기가 있다

□ 목욕을 오래 하는 편이다

해당하는 항목 수 [   ]개

교감신경 우세형 체질

■ **영양충실형**

살이 찌고 혈색이 좋다

얼굴이 둥근 사각형이다

체형이 땅딸막하다

■ **근골형** (골격이나 근육이 두드러지게 발달된 체형)

몸이 마르고 성격이 까칠하다

살집이 없다

몸이 단단하다

부교감신경 우세형 체질

■ **한성비만형**

혈색이 나쁘다

살이 찐 편이다

■ **영양실조형**

몸이 말랐다   볼이 패었다

신경질적이다

중용형 체질 : 교감신경 우세형과 부교감신경 우세형에 모두 해당하지 않을 경우

자율신경계 유형 _ 생활습관으로 진단하기

지금까지 성격과 식습관을 기준으로 자신의 자율신경계 유형을 판단하고, 신체 증상을 통해 이를 재확인했다. 또 증상의 유무와 관계없이 체질에 변화가 있는지도 알아보았다. 이 결과들을 종합하면 지금 내 몸이 생리적·기능적으로 균형을 유지하고 있는지 알 수 있다.

생활습관은 앞서 진단했던 요인들과 달리 해당하는 항목의 개수보다 질이 더 중요하다. 우선 39쪽 도표 1-5에서 해당하는 항목에 표시한다. Ⓐ에 해당하는 항목이 더 많으면 교감신경 우세형이고, Ⓑ에 해당하는 항목이 더 많으면 부교감신경 우세형이다.

여기서 생활습관을 진단하는 목적은 자신의 몸을 미병에서 질병으로 악화시킬 만한 요인이 있는지를 찾아보기 위해서다. 만약 Ⓐ교감신경 우세형에 해당하는 항목 중에 신체적·정신적으로 손상을 줄 수 있는 내용이 있다면 그것이 스트레스가 돼서 병이 날 수 있다. 또 Ⓑ부교감신경 우세형에 해당하는 항목이 많으면 과잉 면역반응으로 알레르기 질환 등이 일어나기 쉽다.

생활습관의 진단 결과를 보고 교감신경이나 부교감신경의 어느 한쪽만 항진되게 만드는 버릇들을 줄여나가야 미병도 질병도 아닌 건강 영역으로 한 걸음 더 다가설 수 있다. 예를 들면, 수면 습관도 자율신경의 균형에 영향을 준다. 아보 도오루 선생은 늦어도 밤 10~11시 정도에는 잠자리에 들어 8시간 가까이 자는 것이 좋다고 했다.

취침 시각을 지정하는 데는 이유가 있다. 자율신경의 작동 상태가 하루 동안에 주기적으로 변하기 때문이다. 밤 10시쯤이면 서서히 부교감신

도표 1-5 ::: **생활습관 진단**

A
- ☐ 수면 시간이 6시간 이하다
- ☐ 거의 매일 새벽 2시 이후에 잔다
- ☐ 평소에 약을 많이 먹는다
- ☐ 평소에 대인관계 등으로 긴장하는 경우가 많다
- ☐ 육체적 부담이 큰 업무를 맡고 있다

해당하는 항목 수 〔   〕개

B
- ☐ 평소에 단것을 아주 많이 먹는다
- ☐ 운동이 부족하다
- ☐ 매사에 관심과 흥미가 없다
- ☐ 생활이 따분하고 단조롭다
- ☐ 점심때까지 늦잠을 잔다

해당하는 항목 수 〔   〕개

경이 우세해진다. 이때 잠자리에 들면 수면 중에 혈관이 확장되어 혈류가 늘어나고 체온이 오르며 호흡이 깊고 느려진다. 그러면 하루의 피로가 금세 풀리고 신체적·정신적으로 불쾌한 증상들이 회복되기 때문에 상쾌하게 아침을 맞을 수 있고 의욕도 샘솟게 된다.

자율신경계 유형 _ 일반 증상으로 진단하기

마지막으로 일반 증상의 문제점을 살펴보고 자신의 자율신경계 유형을 확인하도록 한다.

아래 도표 1-6에서 Ⓐ에 해당하는 항목이 더 많으면 교감신경 우세형이고, Ⓑ에 해당하는 항목이 더 많으면 부교감신경 우세형이다. 어느 쪽이건 한쪽으로 치우친 결과가 나왔다면 지금까지 살펴본 성격, 식습관, 체질 변화, 생활습관에서 균형을 되찾도록 애써야 한다.

건강하려면 평소에 생활의 질을 관리해야 한다. 우선 실천하기 쉬운 식습관부터 바로잡도록 한다. 예를 들어 스테이크같이 양성이 강한 음식

도표 1-6 ⋮⋮⋮ 일반 증상 진단

Ⓐ
- ☐ 아침에 소변의 색이 진하다
- ☐ 변이 물에 가라앉고 색이 진하며 냄새가 심하다
- ☐ 정해진 시간에 일어나지 못한다
- ☐ 눈을 자주 깜빡이거나 다리를 흔드는 버릇이 있다
- ☐ 목이 자주 마르다

해당하는 항목 수 〔   〕개

Ⓑ
- ☐ 아침에 소변의 색이 연하다
- ☐ 변이 물에 뜨고 색이 연하며 무른 편이다
- ☐ 입에서 냄새가 난다
- ☐ 건망증이 심하다
- ☐ 손이 늘 축축한 편이다

해당하는 항목 수 〔   〕개

을 먹으면 교감신경이 자극을 받아 그 반응으로 다음날 변 상태가 좋지 않다. Ⓐ 항목에도 있지만, 변이 물에 가라앉고 색이 진하며 냄새가 심한 경우가 많다. 반면 두유같이 음성이 강한 식품을 먹으면 부교감신경이 자극을 받아 그 반응으로 설사를 하기 쉽다.

이처럼 우리 몸은 사소한 원인에 대해서도 항상 결과를 나타낸다. 건강을 지키려면 자신의 몸이 보내는 위험 신호를 빨리 알아차려야 하며, 그에 대한 적절한 해결 방법도 알고 있어야 한다. 음식을 만들거나 먹을 때도 자율신경의 균형을 지키면서 식품의 이로운 성분을 충분히 섭취할 수 있도록 다른 식품과의 조합이나 조리법에 주의해야 한다.

자신의 체질을 안다

지금까지 자율신경에 영향을 주는 대표적인 6가지 요인을 들어 자율신경계 유형을 진단했다. 그 결과를 42쪽 도표 1-7에 표시한다. '체질 변화'에서 Ⓐ와 Ⓑ의 항목 수는 각각 Ⓐ1과 Ⓐ2, Ⓑ1과 Ⓑ2의 합계다. '종합 진단'에서 Ⓐ와 Ⓑ의 항목 수는 각각 6가지 요인의 Ⓐ와 Ⓑ의 합계다.

현재뿐만 아니라 칼로리 감량을 시작하고 나서 정기적으로 기록하면 자신의 자율신경계 유형이 어떻게 변하는지 알 수 있다. 마음을 편히 갖고 식사의 양과 실을 조절하면, 우리 몸이 외부 환경에 적응하고 자극에 대처할 수 있도록 교감신경과 부교감신경이 균형을 이룰 것이다. 그러면 백혈구를 이루는 과립구와 림프구의 비율도 적정 수준으로 유지되므로 질병에도 강해진다.

도표 1-7 ⠿ **자율신경계 유형 진단표**

평가항목 \ 칼로리 감량 기간		20살 무렵	현재	3개월 후	6개월 후	9개월 후	1년 후	2년 후
① 성격	A	—						
	B	—						
② 식사	A	—						
	B	—						
③ 신체 증상	A	—						
	B	—						
④ 체질 변화	A							
	B							
⑤ 생활 습관	A	—						
	B	—						
⑥ 일반 증상	A	—						
	B	—						
종합 진단	A	—						
	B	—						

A: 교감신경 우세형   B: 부교감신경 우세형

중용 체질을 위한
바른 식습관과 마음가짐

자율신경의 균형과 조화

흐트러진 자율신경의 균형을 회복해 질병을 막고 건강을 지키는 가장 중요한 방법은 식사와 생활습관에서 중용을 찾는 것이다.

하루 동안에 주기적으로 일어나는 자율신경의 변화를 살펴보자. 밤이 되면 부교감신경이 우세해진다. 그래서 밤에는 편히 잠을 자는 것이 자연스럽다. 그런 순리를 거스르고 밤늦게까지 깨어 있으면 몸이 긴장하게 된다. 그로 인해 교감신경이 흥분하면 그 흥분을 가라앉히려고 먹을 것을 찾는다. 그래야 부교감신경이 작동하기 때문이다.

이런 원리에서 보면 대사증후군을 가진 사람들이 밤늦게까지 깨어 있을 때가 많다는 조사 결과는 일리가 있다. 살이 쪄서 잠이 오지 않는 것이 아니라 인체의 자율신경 시스템을 역행하느라 제 스스로 야식의 유혹을 불러일으켜 결국 비만과 대사증후군으로 이어신 섯이다.

대사증후군뿐만 아니라 폐암도 자율신경의 불균형과 관계가 있다. 담배 소비량은 해마다 줄어드는데 폐암 환자는 여전히 늘어나고 있다. 담배를 피우는 사람들이 참 많은 곳이 게임센터이다. 시끄러운 기계음과 자극적인 불빛 속에서 승부에 집착하다 보니 신경이 곤두설 수밖에 없다. 그러면 긴장을 이완시키려고 담배를 피운다. 우리 몸은 교감신경이 지나치게 흥분하면 스스로 부교감신경을 작동시켜 균형을 이루려고 하기 때문이다. 폐암은 담배를 피워서가 아니라 평온해야 하는 감정이나 기분이 스트레스 따위로 크게 흔들리기 때문에 일어난다. 이런 진짜 원인을 없애야 바라지 않는 결과를 막을 수 있다.

스트레스가 많은 직업을 가진 사람도 주의해야 한다. 스트레스는 음식에 대한 기호에도 영향을 미친다. 특정 음식에 지나치게 집착하는 현상을 두고 '몸에 부족한 영양소를 보충하기 위한 자연스러운 욕구'라고 설명하는데, 과연 그럴까? 요즘 같은 식생활에서 하루에도 몇 번씩 식탐이 엄습할 정도로 영양이 부족한 경우는 드물다. 그보다는 먹는 것을 통해 일상적으로 일어나는 감정과 기분의 불균형을 바로잡으려는 보상 행위로 보는 편이 더 적절하다.

이유 없는 폭식은 없다. 먹기 전의 자신의 심리 상태를 떠올려보자. 그럴만한 이유가 분명히 있을 것이다. 체질적으로 교감신경이 우세한 사람은 더 조심해야 한다. 감정이나 행동이 교감신경을 자극하는 방향으로 내달리면 그 불균형을 해소하려고 부교감신경을 활성화하는 음식을 찾게 된다. 그것이 지나치면 이번에는 교감신경을 활성화하는 음식이 간절해진다.

자율신경이 균형을 잃어 이리 기우뚱 저리 기우뚱하면 몸은 지치고 마음은 불안해진다. 웬만큼 의지가 강하지 않고서는 먹고 싶은 것을, 몸이 원하는 것을 거부하기는 어렵다. 그래서 나는 음식에 대한 과한 욕구와 까다로운 기호를 다스릴 수 있는 방법을 평소 식습관에서 찾아보았다. 그 결과를 46~47쪽 도표 1-8로 정리했다. 교감신경이 항진되었거나 그럴 염려가 있을 때는 양성식품을 자제하고, 부교감신경이 항진되었거나 그럴 염려가 있을 때는 음성식품을 자제한다. 이 방법으로 자율신경이 균형과 조화를 되찾으면 병을 부르는 무모한 식탐은 저절로 누그러질 것이다.

음식에 대한 기호는 생리 현상

예전에 5박 6일 기간으로 건강 캠프를 연 적이 있다. 참가자 대부분은 지병이 있어 몸이 좋지 않은데다 평소에 달고 기름진 것을 즐겨 먹어 자율신경마저 균형을 잃은 상태였다. 그래서 총 15회의 식사는 모두 성질이 차거나 뜨겁지 않은 현미를 중심으로 식단을 짰다. 현미채식이지만 참가자들의 까다로운 입맛을 고려해 자극적이지 않으면서 아주 맛깔스런 음식으로만 상을 차렸다. 대신 양은 좀 적은 편이었다.

별 말은 없었지만 아무래도 처음에는 이런 식단이 마음에 들지 않았을 것이다. 그런데 캠프가 끝날 무렵 효과가 나타나기 시작했다. 참가자들은 더 이상 단것을 찾지 않았고 고기도 별로 먹고 싶어 하지 않았다. 술

도표 1-8 ::: **자율신경과 주요 식품의 관계**(색글씨의 음식은 되도록 먹지 않는다)

부교감 신경이 우세하다		몸을 차게 하는 음성식품 ←	체질적으로 교감신경이 우세하거나 교감신경이 항진되기 쉬운 계절에 자율신경의 균형을 유지하기 위해 먹는다
몸을 차게 하고 이완시킨다 (시거나 맵다 / 수분이 많다 / 칼륨이 많다)	밥 / 빵 / 면	이스트를 사용한 흰 빵	생청국장 현미 볶음밥 / 현미 팥죽 / 통밀 국수 / 현미 카레 볶음 밥 / 현미밥과 마파두부 / 생청국장 무즙 메밀국수 / 현미 채소 카레라이스 / 가지 오크라 파스타 / 천연효모 통밀빵
	국 · 찌개 / 절임식품		양파 수프 / 숙주 꼬투리강낭콩 된장국 / 오이 당근 쌀겨절임 / 가 지 오크라 된장국 / 옥수수 풋콩 맑은 국 / 풋콩 동아 맑은 국 / 렌 즈콩 채소 수프 / 술지게미 찌개[3] / 셀러리 콜리플라워 단촛물 절 임 / 브로콜리 당근 두유 수프
	해조류 / 콩 제품	삼색 냉두부[1] 두유	고야두부 조림 / 두부 간장양념 구이 / 녹말 소스 두부 부침 / 두 부 된장 그라탱 / 유바[4] / 콩 채소 조림[5] / 마파두부 / 오이 생청국 장 무침 / 생청국장
	채 소	생채소 샐러드	배추 달걀말이[6] / 된장소스 무[7] / 따뜻한 채소 샐러드 / 쑥갓 깨 무침 / 생청국장 마[8] / 푸른잎채소 깨무침 / 버섯 구이 / 소송채 초된장 무침 / 삼색 된장 가지 구이[9] / 푸른잎채소 생강장 무침[10]
	육류 / 생선 / 달걀요리		
	조미료 / 음료	녹차, 홍차 / 커피 / 우유, 요구르트 / 양조식 초, 조미술 / 고추, 후추 / 위스키 / 맥주, 사케 / 천연 과일 주스 / 합성주, 와인 / 콜라, 주스 / 설탕, 고추냉이	유채기름 / 홍화씨기름 / 옥수수기름 / 올리브기름
	과일 / 디저트	멜론 / 과일젤리 / 과자빵[2] / 화과자 / 케이크, 셰이크 / 초콜릿 / 열대성 과일 / 아이스크림	사과 / 팥양갱 / 견과류와 건포도 / 고구마 밤 설탕 조림 / 당근 양갱 / 단술 푸딩 / 복숭아 · 포도 / 귤 젤리 / 설탕 시럽 붉은 완 두콩 과일[11] / 두유 양갱

*1 두부 위에 오이나 토마토 등 세 가지 색의 채소를 고명으로 올린 것
*2 단맛을 내거나 속에 팥소, 크림, 잼 등을 넣어 만든 빵
*3 자반연어에 무, 당근, 우엉 등을 넣고 술지게미를 풀어 끓인 찌개
*4 콩물을 끓일 때 표면에 생기는 연한 노란색의 얇은 막을 걷어낸 것
*5 당근, 우엉, 연근, 곤약 등을 작게 썰어 대두와 함께 간장과 조미술 등으로 조린 것
*6 달걀지단에 배추를 얹어 김밥처럼 둥글게 만 것
*7 미소된장에 유자껍질, 조미술, 설탕, 청주 등을 넣어 조린 후 둥글게 썰어 익힌 무에 바른 것
*8 껍질을 벗긴 마를 비닐봉지 등에 넣고 방망이로 두들겨 부숴 생청국장에 버무린 것
*9 색이나 맛이 다른 세 가지 미소된장을 가지에 발라 구운 것
*10 생강장: 간장에 조미술과 청주, 가다랑어포, 다시마 등을 넣고 생강즙을 섞어 5~7일 두었다가 거른 것
*11 삶은 붉은 완두콩과 작게 썬 과일 등에 흑설탕 시럽을 뿌린 것

중용의 식품 자율신경이 환경 변화에 유연하게 대응할 수 있도록 충분히 먹는다	체질적으로 부교감신경이 우세하거나 부교감신경이 항진되기 쉬운 계절에 자율신경의 균형을 유지하기 위해 먹는다	몸을 따뜻하게 하는 **양성식품**		교감 신경이 우세하다
수수 현미밥 / 흑미 현미밥 / 현미 주먹밥 / 구운 현미떡 김말이 / 현미밥 / 제철채소 튀김 현미 덮밥 / 팥 현미밥 / 뿌리채소 현미 맛죽 / 매실장아찌 현미죽 / 현미 섞음초밥 / 보리 현미밥 / 옥수수 현미 리소토 / 일본식 현미 리소토	현미버거 / 잔멸치 현미 볶음밥 / 일본식 현미 볶음밥	매실장아찌 우엉 조림 포타주 / 유부 현미주먹밥	밥 / 빵 / 면	몸을 따뜻하게 하고 긴장시킨다 (시거나 맵다 / 수분이 많다 / 칼륨이 많다)
무 당근 된장국 / 단무지 / 브로콜리 수프 / 자차이*1 / 단맛 채소 수프 / 단맛 채소 포타주 / 무 양배추 된장국 / 대파 팽이버섯 된장국 / 대파 두부 된장국 / 소송채 유바 된장국 / 누에콩 포타주	파 된장*4 / 우엉 된장절임 / 핫초우 된장국*5 / 술지게미 절임*6 / 재첩 된장국 / 당근 된장절임 / 단무지 된장절임	매실장아찌	국·찌개 / 절임식품	
	다시마 간장조림 / 김 간장조림 / 다시마 표고버섯 간장조림 / 채소된장*7 / 톳 연근 조림 / 생강된장 / 고야두부 커틀릿 / 밀경단 커틀릿*8		해조류 / 콩제품	
녹말소스 구운 양파 / 무말랭이 / 팥 단호박 조림 / 모둠 조림*2 / 채소 국 / 제철채소 조림 / 된장소스 토란 / 삶은 옥수수 / 따뜻한 단호박 당근 샐러드	도미 무 조림 / 흰살생선 채소 포일구이 / 우엉 깨무침 / 삼색 뿌리채소 간장볶음 / 연근 채소된장 튀김*9 / 단호박 크로켓 / 밀경단 채소 꼬치구이 / 양배추 볶음	매실장아찌 우엉 조림	채소	
	흰살생선 / 뼈째 먹는 생선 말린 것 / 뱅어포 / 흰살생선 회 / 새우, 게 / 멸치 치어 / 도미, 은어, 장어	삶은 달걀 / 스테이크 / 스구운 생선 / 달걀부침 / 포크 커틀릿 / 날달걀 / 햄버그스테이크, 쇠고기 덮밥 / 참치 회 / 닭튀김 / 닭 꼬치구이 / 쇠고기 전골	육류 / 생선 / 달걀요리	
현미차 / 줄기차*3 / 3년 번차 / 참기름 / 결명자차 / 보리차	간장 / 콩된장 / 매실간장 번차*10 / 흰 된장 / 곡물로 만든 커피*11	정제염 / 천일염 / 핫초우 된장	조미료 / 음료	
구운 사과 / 단호박 파이 / 단팥죽 / 애플파이 / 볶은 팥가루 푸딩 / 도넛 애플파이	쿠키 / 칡 묵 / 칡 송편	메밀가루 튀김과자 / 전병, 칩쌀과자	과일 / 디저트	

*1 절인 착채를 가늘게 썰어 양념한 중국의 밑반찬
*2 육류, 어묵, 뿌리채소, 표고버섯, 곤약 등을 달고 짭짤하게 조린 것
*3 차나무의 어린 가지와 찻잎의 줄기 등을 섞어 만든 녹차
*4 다진 대파를 볶다가 된장과 설탕, 청주 등을 넣고 바짝 졸여 만든다
*5 핫초우 된장: 쌀이나 보리누룩을 넣지 않고 콩으로만 만들어 독특한 떫은맛과 쓴맛이 있다
*6 소금으로 밑절임한 오이나 무, 가지 등을 술지게미로 절인 것
*7 우엉, 양파, 연근, 당근 등을 볶다가 된장을 넣어 되직하게 만든다
*8 밀경단: 밀가루의 글루텐을 이용해 만든 식품
*9 둥글게 썬 두 개의 연근 사이에 채소된장을 바르고 녹말가루를 묻혀 튀긴다
*10 으깬 매실장아찌에 생강즙과 간장을 넣은 것을 번차에 섞어 마신다
*11 치커리 뿌리, 보리, 맥아 등을 볶아 만든 카페인 없는 음료

생각도 나지 않는다고 했다.

그들이 특정 맛이나 음식에 집착했던 것은 자율신경의 균형을 맞추려는 인체의 생리적 요구 때문이었다. 그럴 때 중용의 성질을 가진 음식을 일주일(15~21끼) 정도 계속 먹으면 그렇게나 먹고 싶던 양성식품, 음성식품을 더 이상 원하지 않게 된다. 그러면 자율신경도 환경의 변화에 유연하게 대응할 수 있게 되므로 의욕이 필요할 때는 기운이 나고, 쉴 때는 몸의 긴장이 풀린다. 그러면 내 몸도 더 이상 달거나 기름진 음식, 자극적인 맛을 요구하지 않게 된다.

성격과 사고방식이 편식을 부추긴다

앞(29~31쪽)의 성격 진단에서 무슨 일이든 열심인 '교감신경 우세형' 혹은 근면 성실한 '부교감신경 우세형'으로 진단된 사람은 주목하기 바란다.

암 환자의 성격은 대개 이 두 가지 유형에 속한다. 물론 성격이 그렇다고 해서 모두 암에 걸리는 것은 아니다. 악착스런 노력파도 고지식한 성실파도 아니라면 암에 걸릴 확률은 낮다. 적어도 악착스럽지만 성실하지 않거나, 고지식하지만 노력하지 않는 사람이라면 안심할 수 있다.

거참 이상하다. 우린 어릴 때부터 집에서건 학교에서건 '노력하라', '성실하라'는 말을 수도 없이 들어오지 않았던가. 사회도 노력과 성실을 그 무엇보다 바람직한 선(善)으로 규정한다. 그런데 그 대가가 고작 암에 약한 체질이라니.

그러나 곰곰이 생각해보면 납득이 간다. 부모님이나 선생님, 사회가 권하는 성실한 자세와 노력하는 태도는 인간이 만든 윤리나 도덕이지만, 자율신경의 불균형이 질병을 부르는 것은 자연의 섭리이기 때문이다.

매사를 너무 진지하게 받아들이고 온 힘을 다해 애쓰다 보면 자율신경이 어느 한쪽으로 치우치게 되고, 그 결과는 식습관에도 영향을 준다. 예를 들어 양성이 강한 삼겹살을 먹고 나면 음성이 강한 단 디저트를 찾게 되고, 음성이 강한 술을 마시면 양성이 강한 라면으로 마무리한다. 양성 식품은 교감신경을 우세하게 만들고, 음성식품은 부교감신경을 우세하게 만든다. 일주일 정도만 양성도 음성도 아닌 중용의 곡물 위주로 식사를 해보라. 음식에 대한 기호가 바뀔 것이다. 조금 더 지속하면 그 효과가 성격이나 생활습관에도 나타난다. 나중에 자세히 설명하겠지만, 소식·초소식도 체질을 중용으로 만드는 데 도움이 된다.

시바타 감량에서는 영양을 고루 갖춘 저칼로리 식단을 제안한다. 또 내 경험과 지식을 살려 타인과의 관계 맺기나 일에 대한 자세와 태도 등에 관해서도 여러 가지 도움말을 줄 것이다. 이를 꾸준히 따르고 지키면 체중 감량뿐만 아니라 몸과 마음이 잃었던 균형을 되찾아 더 건강해진다. 흐리고 어지럽던 마음이 안정을 찾으면 섭식에서도 순리를 따르게 되니 '마음 다스리기'는 감량을 성공시키는 중요한 요인이다.

대인관계에서도 중용을 지킨다

식생활뿐만 아니라 대인관계에서도 중용을 지켜야 한다. 예를 들어 설명하겠다.

어느 날 당신이 길을 가다 사회복지 공동모금회가 열린 것을 보았다. 마침 생각지도 못한 수입이 생긴 참이라 선뜻 5만 원짜리 한 장을 모금함에 넣었다. 그렇다고 해서 만나는 사람마다 가슴에 달린 사랑의열매 배지를 보여주며 "5만 원이나 기부했다"고 자랑하지 않는다. 그때의 경제 사정과 기분이 허락한 행동이기 때문이다. 나보다 어려운 사람들에게 조금이라도 보탬이 되기를 바라겠지만 두고두고 뿌듯해하지는 않는다.

그러나 똑같은 행동이라도 그 대상이 가까운 사람이면 나도 모르게 다른 반응이 나온다. 내 의지로 기꺼이 누군가를 도와준 경우라도 내심 대가를 기대하게 된다. 상대가 그 대가에 상응하는 고마움을 표시하지 않으면 '힘들 때 성심껏 도와주었는데 은혜도 모른다'며 괘씸해한다.

그렇게 섭섭하고 못마땅하다면 당신은 그들에게 자신의 능력 이상의 기부를 한 셈이다. 그들에게는 천 원의 가치밖에 되지 않을 수도 있는데, 당신은 지갑에 달랑 한 장밖에 남지 않은 5만 원짜리를 선뜻 내준 셈이다. 이럴 경우, 상대에게 베풀었던 '선의'가 '원망'이라는 부메랑으로 돌아와 내 마음에 상처를 입히게 된다. 언짢은 기분은 자율신경을 뒤흔들어 결국 몸도 상하게 만든다. 이렇게 '매사를 너무 진지하게 받아들이고 온 힘을 다해 애쓰는' 사람들은 자신이 감당하지 못할 무리를 하기 쉽다. 그러면 어떻게 해야 좋을까?

내 능력이 닿는 범위에서 내가 감당할 정도로만 상대에게 베풀면 된다. 무리한 부탁은 처음부터 거절한다. "천 원 정도라면 괜찮지만 지갑에 든 5만 원을 내주면 당장 생활에 곤란을 겪게 된다"며 사정을 설명하고 상대에게 이해를 구한다.

인간은 자신의 단점에는 쉽게 브레이크를 걸지만 장점에는 곧잘 엑셀을 밟는다. 좋은 게 좋다며 한계를 넘어서고 나면 그 뒷감당은 상대가 아니라 내가 해야 한다. 이런 태도가 '선(善)'인 줄 알고 계속 엑셀을 밟게 되면 머지않아 그것이 허상이었음을 깨닫게 된다. 그렇게 마음을 다치고 나면 그 영향이 몸에 나타난다.

우리는 흔히 가까운 사람들은 내 마음을 다 알아줄 것으로 착각한다. 내가 생각하고 행동하는 것을 나 자신과 마찬가지로 평가해줄 것으로 믿는다. 그러나 꼭 그렇지는 않다.

나와 다른 견해가 있을 수 있다는 사실을 알고 인정하는 것과 그렇지 않는 것에는 큰 차이가 있다. 다음 예를 보자.

중증암 환자를 대상으로 한 세미나에 76세의 환자 한 분이 참가했다. 중용 식단을 배우려고 부인도 함께 오셨다. 그는 이제까지 가족을 부양하기 위해 최선을 다해왔다고 한다. 그러다 덜컥 암에 걸리고 말았다. 그토록 고생하다 병이 났으니 부인이 헌신적으로 간병하는 것은 당연하다고 생각했다. 그래서 부인의 수고와 고단함을 헤아리지 못했다. 그저 자신의 노고에 대한 마땅한 보상이라고 여겼던 것이다.

그러나 세미나에서 내 강의를 듣고 나니 모든 사람이 다 자신과 같은 마음일 수 없다는 것을 깨달았다고 한다. 자신은 가족을 위해 열심히 일한 것을 대단하게 생각하지만, 다른 사람들은 그것을 자신과 다르게 평가할 수도 있다는 사실을 이제야 알았다며 울먹였다. 그리고 부인에게 미안함을 전했다.

이 일이 있고 나서 얼마 되지 않아 그 환자의 종양표지자 수치가 1,700에서 1,400으로 떨어졌다. 이윽고 250에서 50이 되었다가 마침내 소수점 이하가 되었다. 암을 극복하고 건강을 되찾은 것이다.

말기암을 기적적으로 극복한 분들에게서 찾을 수 있는 공통점의 하나는 '깨달음'이다. 선상할 때는 모르고 있던 사물의 본질을 제대로 이해하게 되거나, 가까운 사람의 숨은 마음을 알아차리기도 한다. 그래서 삶의 방식이나 가치관이 바뀌기도 한다. 그러면 중심을 잃고 흔들리던 자율신경도 중용을 유지하게 된다. 덩달아 식생활이 안정되어 몸의 자연치유력이 높아지니 암이 물러갈 수밖에 없다.

인류 역사에서 만들어진 선과 악의 이분법적 사고는 사회를 위해서는 꼭 필요하겠지만 자신의 몸과 마음이 다칠 정도로 그것에 얽매이는 것은 어리석다. 대사증후군이 염려되어 살이나 좀 빼볼까 생각했던 사람에게는 불필요한 설명으로 들리겠지만, 좋다는 것을 무조건 좋게 판단하는 것도 일종의 이분법적 사고라는 점을 알아야 한다. 물을 자주 마시는 게 건강에 좋다고 해서 매일 몇 리터나 되는 물을 마시면 몸이 찬 사람에게는 나쁜 영향이 나타난다. 물론 몸이 따뜻한 사람도 과유불급의 진리를 지켜야 한다.

나에게 맞지 않는 것은 내 몸이 알아서 겉으로 드러내준다. 소식·초소식을 할 때도 그 효과를 오감으로 확인하면서 양과 질을 조절하면 된다. 몸이 내는 소리를 잘 들으려면 마음이 소란스럽지 않아야 한다. 윤리도 도덕도 상식도 다 좋지만 자연의 섭리를 생각해 타인과 관계를 맺을 때도 중용을 지키도록 한다.

영양의 균형과
중용 체질을 위한 식품

중용 식품 '현미'

인간은 치아 구조나 체내 소화효소를 보더라도 곡물을 주식으로 먹도록 되어 있다. 오랫동안 벼농사를 지어온 한국과 일본에서는 곡물 중에서 쌀이 주식이다. 쌀의 종류와 특징을 알아보자.

쌀의 가장 바깥에 있는 껍질(쌀겨)만 벗긴 것이 현미다. 현미에는 비타민B군과 식이섬유, 미네랄 등이 풍부하다. 소화가 잘되지 않는 쌀겨 층을 제거한 쌀은 'ㅇ분도미'라고 부른다. 쌀겨 층의 30%를 제거한 3분도미는 맛이나 식감이 현미에 가깝다. 쌀겨 층의 50%를 제거한 5분도미는 현미보다 식감이 부드러워 즐겨 먹는 사람이 많다. 7분도미는 맛이나 식감은 백미에 가깝지만 쌀겨 층의 70%나 제거했기 때문에 3분도미나 5분도미보다 영양가가 떨어진다. 쌀의 배아(쌀눈)에는 영양분이 많은데, 도정할 때 배아 부분을 남긴 것이 '배아미'다.

백미에는 쌀겨 층과 배아 부분이 없기 때문에 현미에 비해 비타민과 미네랄이 매우 적다(55쪽 노표 1-9 참조). 백미를 주식으로 머을 때 과식하기 쉬운 이유도 밥에 부족한 영양분을 반찬을 통해 채우려고 하기 때문이다. 현미밥은 영양이 고루 들어 있고 성질도 양성이나 음성으로 치우치지 않기 때문에 반찬의 가짓수가 적어도 만족스럽다.

아침에 밥 대신 빵을 먹을 때는 반찬 대신 버터나 잼, 주스나 우유, 달걀 요리, 햄이나 베이컨, 생채소 샐러드 등을 차리게 된다. 무의식적으로 양성식품과 음성식품으로 균형을 이루려고 하기 때문이다.

요즘 잡곡이 몸에 좋다고 해서 많이들 먹지만 체질적으로 잘 맞지 않는 사람이 있다. 현미도 그런 경우가 있지만 단순히 식감이 거칠어 먹기 부담스러울 때는 납작보리를 20% 정도 섞어 지으면 쉽게 먹을 수 있다.

현미밥을 이용해 꼭꼭 씹어 먹는 버릇을 기른다

현미는 백미보다 영양이 풍부하지만 소화가 잘되지 않는 것이 단점이다. 그래서 한 입에 30~50회 정도 잘 씹어서 먹어야 한다. 곱게 으깬 현미를 소화효소가 들어 있는 침과 충분히 섞은 다음 삼키면 위나 장 같은 소화기관의 부담이 줄어든다. 또 오래 잘 씹으면 부교감신경이 우세해져서 면역력이 높아지고, 턱을 많이 움직이게 되어 그 자극으로 뇌가 활성화되는 효과도 있다.

언젠가 건강 캠프에 참가한 분들에게 설문조사를 했더니 위암 환자의 대부분이 평소에 음식을 잘 씹지 않고 넘기는 버릇이 있었다고 답했다.

그들은 수술로 위를 절제하고 나서야 씹는 것이 얼마나 중요한 습관인지 알게 되었다고 한다.

'무얼 먹든 잘 씹기만 하면 건강해진다'는 책이 있을 정도이니 '씹는 것의 힘'이 얼마나 큰지 알 것이다. 그래서 시바타 감량에서는 잘 씹어야 먹을 수 있는 현미를 적극 권한다. 매끼 애쓰는 소화기관의 수고를 덜어주는 의미에서라도 오늘부터는 모든 음식을 천천히 꼭꼭 씹어서 먹자.

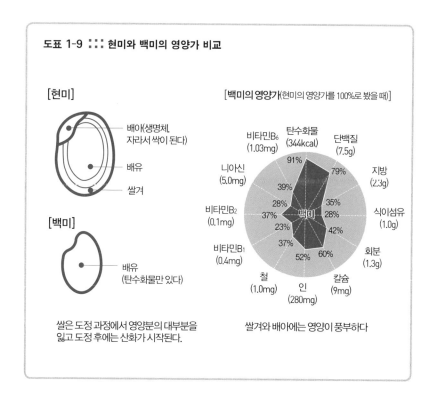

도표 1-9 ┊┊┊ 현미와 백미의 영양가 비교

[현미]

배아(생명체, 자라서 싹이 된다)

배유

쌀겨

[백미]

배유
(탄수화물만 있다)

쌀은 도정 과정에서 영양분의 대부분을 잃고 도정 후에는 산화가 시작된다.

[백미의 영양가(현미의 영양가를 100%로 봤을 때]

비타민B₆ (1.03mg)
탄수화물 (344kcal)
단백질 (7.5g)
니아신 (5.0mg)
지방 (2.3g)
비타민B₂ (0.1mg)
백미
식이섬유 (1.0g)
비타민B₁ (0.4mg)
회분 (1.3g)
철 (1.0mg)
인 (280mg)
칼슘 (9mg)

91%
79%
39%
35%
28%
28%
37%
42%
23%
37%
52%
60%

쌀겨와 배아에는 영양이 풍부하다

신토불이와 지산지소

무엇을 먹느냐 만큼이나 중요한 것이 어떤 것을 먹느냐이다. 한국이나 일본은 사계절이 뚜렷한 온대 기후에 속한다. 이런 환경에서 자라는 농작물 중에서도 가까운 곳에서 갓 수확한 신선한 것이 몸에 가장 좋다. 그것이 어렵다면 제철에 나는 국산 농작물을 먹으면 된다.

매크로비오틱에서도 몸과 땅은 둘이 아니라는 '신토불이(身土不二)'를 강조한다. '자신이 사는 땅에서 나는 것을 먹어야 체질에 잘 맞는다'는 뜻이다. 일본에서는 이를 더 구체화한 '지산지소(地産地消)' 운동을 벌이고 있다. '거주하는 지역에서 생산된 농작물은 그 지역의 주민이 소비하자'는 것이다. 신토불이나 지산지소는 우리가 사는 땅과 기후, 먹을거리가 결국 건강과 하나라는 것을 말해준다.

예를 들어보자. 카레는 인도나 태국의 음식이다. 카레에 쓰이는 향신료들은 대개 몸을 식히는 작용을 한다. 그래서 더운 나라 사람들이 즐겨 먹는다. 열대과일도 성질이 차다. 반대로 생선이나 고기 요리는 몸을 덥히는 작용을 하기 때문에 기온이 낮은 지역에서 자주 먹는다. 우리는 온대에 살고 있으므로 성질이 너무 차거나 너무 뜨거운 식품은 많이 먹지 않는 것이 좋다.

요즘은 1년 내내 여러 가지 채소와 과일을 살 수 있다. 그러나 마트나 시장에서 늘 보이는 오이, 배추, 우엉, 고구마, 토마토, 귤, 사과 등도 제각기 잘 자라고 거두기에 알맞은 시기가 따로 있다.

제철식품은 계절의 영향으로 몸이 겪는 불균형을 바로잡아준다. 그러니 반드시 먹도록 한다. 예를 들어 여름에 나는 채소는 더운 몸을 식혀주고, 겨울에 나는 채소는 차가워진 몸을 덥혀준다. 생선도 마찬가지다. 자기가 살고 있는 곳 가까이에서 제철에 나는 식품을 구해 먹으면 생산과 보존, 운송에 드는 에너지도 아낄 수 있다. 신토불이와 지산지소가 지구도 살리고 몸도 살리는 지혜로운 소비 양식으로 얼른 자리 잡았으면 좋겠다.

지혜로운 외식 요령

매크로비오틱에서는 음식을 선택하는 기준이 매우 엄격하다. 평소 식사는 중용의 성질을 지켜서 해야 하고, 몸 상태가 좋지 않거나 병이 났을 때는 더 까다롭게 골라 먹어야 한다. 그러나 시바타 감량으로 아주 건강해지고 나니 그런 기준들은 별 의미가 없어졌다. 오히려 현미에서 시작해 현미를 졸업한 느낌이라고 할까. 지금도 여전히 현미를 먹고 있지만 현미가 아니면 안 된다는 강박감은 들지 않는다. 내 몸이 어떤 음식에도 적응할 수 있다는 사실을 깨닫고 나니 케이크도 맛있다.

밥상을 둘러싼 즐거운 대화는 화목한 가정의 상징이다. 식사는 원만한 대인관계의 중요한 수단이기도 하다. 지금은 먹는 것을 하나의 문화로 즐길 정도의 여유도 있다. 게다가 본래 우리 몸은 뭐든 잘 먹을 수 있는 유연성을 갖추고 있다. 그러나 칼로리 감량 초기에는 이 모든 자유를 다 누릴 수는 없다. 특히 직장에서 점심식사나 회식 등으로 밖에서 식사를 할 때는 다음의 내용을 꼭 지키도록 한다.

● 식사량의 40% 이상을 주식인 곡류로 먹는다. 현미가 가장 좋지만 백미라도 괜찮다. 밥을 먹기 이려울 때는 메밀국수나 우동, 파스타와 같이 곡류로 만든 음식을 고른다.

● 46~47쪽 도표 1-8을 참고해서 중용의 성질을 가진 반찬을 먹는다. 채소를 볶거나 조린 것, 두부 요리, 나물, 된장국 같은 한식은 몸에 부담이 적다. 겨울에는 여러 가지 재료가 들어간 전골도 좋다.

● 맛이 자극적이거나 자율신경에 영향을 미칠 만한 음식을 먹었을 때는 적절히 대처해야 한다. 예를 들어 참치 같은 붉은살 생선이나 육류를 많이 먹었다면 교감신경이 항진되기 쉬우므로 이럴 때는 강판에 간 무 160cc를 작은 냄비에 담아 약한 불에서 1~2분간 끓인 후 간장을 두세 방울 떨어뜨려 먹는다. 부교감신경을 우세하게 만드는 술이나 단 과자, 과일, 청량음료를 지나치게 먹었을 때는 매실장아찌 1개와 간장 1작은술을 넣고 평소보다 진하게 우린 뜨거운 번차(혹은 녹차)를 부어 잘 섞어서 마신다.

감량 목표 설정과
체중 관리

체중의 하한을 정하고 조금씩 몸을 적응시킨다

'처음이 좋으면 끝도 좋다'는 말이 있다. 감량에 들어가기 전에 감량을 통해 무엇을 이루고 싶은지 구체적인 목표를 세운다. 그리고 스스로 납득할 만한 범위에서 원하는 체중의 하한을 정한다.

나는 적게 먹으면, 건강한 사람은 더 건강해지고 환자도 병세를 회복할 수 있을 거라고 믿었다. 이를 소식·초소식을 통해 간접적으로나마 증명하고 싶었다. 그것이 내가 감량을 통해 얻고자 하는 바였다. 여러분 중에는 대사증후군 진단 기준에 해당하지 않도록 허리둘레나 중성지방을 줄이기 위해 감량에 도전하는 분도 많을 것이다.

'끝이 좋으면 다 좋다'는 말도 있다. 그러니 자신이 세운 목표를 이룰 때까지 서두르지 말고 차분하고 착실하게 진행해가자. 나는 체중의 하한을 54kg로 정하고 1년 동안 매달 평균 2kg씩 줄여나갔다. 전반 6개월은

'적게 먹는' 소식에 적응하는 기간이었다. 후반 6개월은 몸이 소식에 적응해 호전반응이 줄어든 깃을 확인하면서 '아주 조금만 먹는' 초소식 생활을 했다. 그러다가 11개월 만에 목표로 정한 체질량지수를 초과 달성해 다시 소식으로 돌아왔다.

감량 15개월째부터 이 책을 쓰기 시작해 현재에는 하루에 500kcal 정도를 섭취하면서 체질량지수 19를 유지했다.

전자체중계를 사용한다

목표 체중에 이르기까지 감량이 순조롭게 진행되고 있는지를 알려면 체중계와 시계, 만보계가 꼭 있어야 한다. 체중계는 체중만 표시하는 기능이 단순한 제품이라도 괜찮다. 체질량지수는 체중과 키로 계산하면 되고, 대사증후군과 관련된 허리둘레 등은 줄자로 재면 된다.

나는 집에서 전자체중계를 사용하고 있다. 키를 미리 입력해두면 체중을 잴 때마다 체질량지수를 표시해준다. 또 나이를 입력해두면 기초대사량도 계산해준다. 체지방률과 신체나이도 알려주기 때문에 의욕을 북돋는 수단이 되기도 한다.

감량을 막 시작한 날에는 체지방률이 24.8%이고, 신체나이는 58세(실제 나이는 63세)였다. 11개월째로 접어들자 체지방률은 10.8%로 떨어졌고, 신체나이는 28세(실제 나이는 64세)가 되었다. 이 수치들을 보며 혼자 회춘의 기쁨을 만끽했다.

하루 단위로 변화를 기록한다

체중과 체질량지수, 기초대사량 등은 하루 중에서 편할 때 재면 되지만 측정 시간대는 일정한 것이 좋다. 나는 매일 아침 일어나서 소변을 보고 난 후에 체중을 재고 바로 노트에 적어둔다. 아침에 바쁘면 밤에 잠자리에 들기 전에 재도 된다.

처음에는 좀 귀찮지만 수치가 나타내는 객관적인 변화를 보는 것이 여간 즐겁지 않다. 그러니 식사에만 신경 쓰지 말고 측정하고 기록하는 일에도 소홀하지 않도록 한다.

체중계 중에는 USB 메모리를 통해 간편하게 데이터를 컴퓨터로 전송할 수 있는 것도 있어 입력하는 수고를 덜 수 있다. 또 컴퓨터의 표 계산 소프트를 이용해 측정한 수치를 그래프로 나타내서 벽에 붙여두면 가족의 응원도 받을 수 있고 볼 때마다 감량에 대한 의지도 다질 수 있다.

나는 감량 중에 몇 번인가 출장을 가느라 체중을 재지 못한 적이 있다. 그런 날이 1년 중에 열흘쯤 되지만 그 정도라면 결과에 큰 영향을 미치지 않는다. 하루쯤 빠뜨렸다고 포기할 필요는 없다. 완벽해지려고 너무 애쓰지 말고 성격도 편안하게 중용을 지킨다.

가끔은 식사 후에 1시간 간격으로 체중을 재보는 것도 좋다. 나처럼 먹은 것과 배설한 것의 무게를 재거나 인체의 신비로움에 빠져 밤잠을 설칠 필요는 없다. 그렇게 하지 않더라도 자신이 먹은 음식의 종류와 체중 변화의 상관성을 따져보면 저절로 고개가 끄덕여진다.

예를 들어 저녁에 동물성 단백질이 많은 식품이나 기름진 음식을 먹은 날과 곡물 위주의 주식과 채소 조림, 된장국 같은 한식을 먹은 날에 각각 잠자기 바로 전과 다음 날 아침 일어나자마자 체중을 재서 비교해본다. 밤새 체중이 어떻게 달라졌는지를 보면 어느 쪽이 식단이 몸에 좋은지 바로 알 수 있다.

소식 생활을 위한
칼로리 조절과 식단

소식 생활의 준비 단계

　본격적으로 소식을 시작하기가 좀 부담된다면 시험 삼아 단기간 체험해보는 것도 좋다. 다음 항목 중에서 실천 가능한 것을 하나 이상 골라 한 달간 실천하면서 몸 상태와 체중에 어떤 변화가 나타나는지를 살펴본다.

● 음식의 종류나 조리법 같은 식사 내용은 평소와 같게 하고, 매끼 식사량만 70%로 줄인다.
● 음식의 종류나 조리법 같은 식사 내용은 평소와 같게 하고, 하루에 두 끼만 먹는다.
● 식사를 현미 위주의 곡물 40~60%, 채소 20~30%, 콩류 5~10%, 해조류 5~10%, 뼈째 먹는 생선 5~10% 로 바꾼다.
● 한 입에 30~50회씩 씹는다.

- 규칙적으로 워킹을 하거나 일상생활에서 신체 활동량을 적극적으로 늘린다.
- 배변을 촉진하는 '매실장아찌 우엉 조림'을 만들어 먹는다.

몸 상태가 좋아지고 체중도 줄었다면 다음 단계를 진행한다. 위 항목들을 미리 실천해두면 나중에 요요현상이 잘 일어나지 않을뿐더러 일어나도 심각하지 않다. 그러니 본격적으로 소식 생활을 하기 전에 준비운동 삼아 한 달간 체험해보는 것이 좋다.

소식 생활을 시작한다

체중에도 관성이 있다. 갑자기 살을 빼면 우리 몸은 이에 반응해 원래의 상태를 유지하려고 항상성이 작용한다. 체중 조절에 실패하는 가장 큰 원인은 이런 인체의 항상성을 무시하고 계속해서 체중을 줄이려고 하기 때문이다.

감량에 성공하려면 비탈길을 내려가듯 연속적으로 체중을 줄이는 것이 아니라, 항상성이 작용하기 어렵도록 단계적으로 줄여야 한다. 특히 시바타 감량에서는 음식을 통해 체질을 중용 상태로 만들기 때문에 그동안 몸에 쌓인 독소가 배출되고 질병에도 강해진다. 몸과 마음이 동시에 안정되니 요요현상도 잘 일어나지 않는다. 일단 한번 최고의 건강을 누려보면 불쾌 증상이나 미병에 신속하고 효과적으로 대처할 수 있게 된다.

기본은 3일간 반단식으로 체중을 5% 정도 줄이고, 그 상태를 한 달간 유지한 후 다시 이 과정을 반복하는 것이다. 체중을 유지하는 한 달 동안에는 식단을 소식에서 초소식으로 단계적으로 옮겨간다. 3일간 반단식을 하는 횟수는 현재의 체중과 목표 체중의 차이, 운동을 병행할 수 있는지의 여부에 따라 결정한다.

본격적으로 소식 생활을 시작하더라도 맨 처음에는 준비 기간을 두는 것이 좋다. 그 기간에는 변비나 불면증, 어깨결림 등이 낫고 몸이 가벼워지는 등 몸 상태가 좋아진다. 몸이 건강해지는 것을 실감하면 나중에 오는 호전반응에 유연하게 대처할 수 있고 불쾌감도 덜 느끼게 된다.

자세한 실천 프로그램은 66쪽 도표 1-10 시바타 감량 실천 프로그램, 기본식의 조리법은 67쪽 도표 1-11 기본식 레시피를 찾아본다. 72쪽 도표 1-12 섭취 칼로리별 식단에는 소식과 초소식 단계별로 메뉴와 양을 소개했다. 식사는 현미를 중심으로 하고 단백질은 두부로, 비타민은 채소로, 미네랄은 무말랭이와 톳, 마른표고버섯, 다시마 같은 건조식품으로 섭취한다.

도표 1-10 시바타 감량 실천 프로그램

준비 (2주~1개월)

● 식사는 기본식(67~71쪽)으로 한다. 기본식으로도 비타민과 미네랄을 충분히 섭취할 수 있다.
● 매일 '매실장아찌 우엉 조림'을 5개씩 먹어 면역력을 높인다.
● 칡녹말(혹은 칡녹말에 고구마녹말을 섞은 제품)을 1작은술씩 하루 3번 먹어 해독한다.
● 육류·달걀·붉은살생선 같은 지방이나 단백질이 많은 식품, 주류를 피해 위와 간으로 가는 부담을 줄인다.
● 식사를 할 때는 한 입에 30~50회 정도 씹는다.

반단식 (3일)

● 당근 2개, 사과 1/2개, 소송채 1/4단으로 주스를 만들어 하루에 3~4잔 마신다. 주스는 마시기 바로 전에 만든다.
● 목이 마르면 질 좋은 물이나 3년 번차, 현미차 같은 카페인 없는 음료를 마신다.
● 단것이 먹고 싶을 때는 쌀조청이나 보리조청, 메이플시럽과 같이 다당류 성분이 많은 것을 먹는다.

소식 (1개월)

● 반단식 후 처음 식사는 죽을 먹는다.
● 3일간은 육류·생선·달걀 같은 동물성 식품을 삼간다.
● 식사는 기본식으로 한다.
● 칡녹말을 1작은술씩 하루 3번 먹어 해독한다.
● 매일 '매실장아찌 우엉 조림'을 5개씩 먹어 면역력을 높인다.
● 식사를 할 때는 한 입에 30~50회 정도 씹는다.

기본식 레시피

기본식의 식품 구성 비율

● 곡물 40~60%

● 채소 20~30%

● 콩류 5~10%

● 해조류 5~10%

● 뼈째 먹는 생선 5~10%

기본식은 '현미밥 + 국이나 찌개 + 반찬 1가지 + 절임식품'으로 구성된다. 주식은 현미밥이고 반찬은 '우엉 간장볶음', '무말랭이 조림', '톳 연근 조림' 중에서 한 가지를 고른다. 여기에 된장국과 절임식품을 먹는다. 기본 반찬 3가지는 한 번에 각각 5끼 분량을 만들어 냉장고에 두고 매일 한 가지씩 돌아가며 먹는다. 그러면 시간과 수고를 덜 수 있다. '매실장아찌 우엉 조림'도 냄비 하나 정도로 만들어두면 열흘은 두고 먹을 수 있다.

조리할 때는 자신의 자율신경계 유형이나 체질에 맞도록 사용하는 식품의 종류와 맛을 조금씩 조절한다(46~47쪽 참고).

천일염에 깨를 섞어 식탁 위에 두고 현미밥에 뿌려 먹는다. 현미와 깨에 있는 지방에 소금이 들어가 위액의 분비를 촉진해 소화를 돕는다. 또 깨에 들어 있는 칼슘이 뼈를 튼튼하게 하고 단백질은 근육과 장기를 구성하며, 비타민E는 강력한 항산화작용으로 노화와 세포의 암화를 막아준다.

기본식에 쓰이는 맛국물과 채소를 이용한 수프도 함께 소개한다.

현미밥

재료(4인분)

현미 3컵, 물 3.5컵, 소금 조금

이렇게 만드세요

❶ 현미는 물을 3~4회 정도 갈아가며 세게 문지르지 말고 손바닥으로 비벼 씻는다. 체에 밭쳐 물기를 빼고 압력솥에 담아 소금과 물을 넣고 1시간 정도 그대로 둔다.

❷ ❶을 중간 불로 가열한다. 김이 세지면 불을 약하게 줄여 25~30분간 더 가열한 후 불을 끄고 10~15분간 뜸을 들인다. 김이 다 빠지면 뚜껑을 열어 가볍게 섞어준다(압력솥에 따라 가열 시간과 뜸 들이는 시간이 조금씩 다를 수 있다).

무말랭이 조림

재료(4인분)

무말랭이 40g, 유부 2장, 당근 작은 것 1개, 꼬투리강낭콩 7~8개, 참기름 1/2 큰술, 간장 2큰술

이렇게 만드세요

❶ 무말랭이는 물에 30분 정도 불렸다가 물기를 뺀다. 불린 물은 버리지 않는다.

❷ 당근은 솔로 깨끗이 씻어 껍질째 어슷하게 썰고 다시 채 썬다. 유부는 체에 담아 끓는 물을 끼얹어서 기름기를 빼고 가늘게 썬다. 꼬투리강낭콩은 어슷하게 썬다.

❸ ❶의 무말랭이를 4~5cm 길이로 잘라 참기름에 볶다가 무말랭이 불린 물을 부어 익힌다.

❹ 무말랭이가 조금 부드러워지면 ❷를 넣고 약한 불에서 푹 조린 후 간장으로 간을 한다.

미역 두부 된장국

재료(4인분)

두부 1/2모, 마른미역 20g, 맛국물(71쪽) 4컵, 미소된장 4큰술, 쪽파 조금

이렇게 만드세요

❶ 두부는 주사위 모양으로 썰고, 마른미역은 끓은 물과 찬물을 번갈아 끼얹어 서 불린다.

❷ 맛국물에 두부를 넣고 가열한다. 끓으면 된장을 풀어 넣는다. 마지막에 불린 미역과 송송 썬 쪽파를 넣는다.

우엉 간장볶음

재료(4인분)

우엉 중간 크기 1대, 당근 중간 크기 1/2개, 연근 중간 크기 1/2개, 간장 1큰술, 참기름·소금 조금씩

이렇게 만드세요

❶ 채소는 모두 껍질째 사용하므로 솔로 깨끗이 문질러 씻는다.

❷ 우엉과 당근은 채 썰거나 연필 깎듯 칼로 비껴 썬다. 연근은 은행잎 모양으로 썬다.

❸ 달군 냄비에 참기름을 두르고 우엉을 넣어 볶는다. 이때 소금을 조금 넣어 우엉의 떫은맛을 없앤다.

❹ 우엉이 나른해지면 당근과 연근을 차례로 넣고 뚜껑을 덮어 찌듯이 익힌다.

❺ 채소가 다 익으면 간장에 물을 조금 섞어 2~3번에 나누어 넣고 물기가 없어 질 때까지 볶듯이 조린다.

톳 연근 조림

재료(4인분)

생톳 40g, 연근 10g, 참기름 1큰술, 간장 3큰술

이렇게 만드세요

❶ 톳은 씻어 약 5cm 길이로 썬다. 연근은 얇고 작게 썬다.
❷ 냄비에 참기름을 두르고 연근을 넣어 볶는다. 여기에 톳을 넣고 함께 볶다가 재료가 잠길 만큼 물을 붓는다.
❸ 한소끔 끓인 후 불을 약하게 줄이고 국물이 잦아들 때까지 천천히 조린다.
❹ 톳이 부드럽게 익으면 냄비 바닥에 간장을 둘러 넣고 더 조린 후 물기가 거의 없어지면 젓가락으로 가볍게 섞어준다.

매실장아찌 우엉 조림

재료(냄비 하나 분량)

우엉 4대, 다시마 3장(10cm), 매실장아찌 큰 것 2개, 미소된장 2큰술 조금 더 되게, 간장 3큰술, 물 6컵

이렇게 만드세요

❶ 우엉은 깨끗이 씻어 5cm 길이로 썬다.
❷ 도기로 된 냄비 바닥에 다시마를 깔고 매실장아찌와 우엉을 넣는다. 그 위에 된장, 간장, 물을 넣고 뚜껑을 덮어 아주 약한 불에서 푹 조린다. 조리는 동안 재료가 눌어붙거나 타지 않도록 자주 살펴본다. 국물이 잦아들면 다시마가 눌어붙기 쉬우므로 물을 더 부어 조린다.

맛국물

재료

표고버섯 6개, 다시마 30cm(5cm 길이로 잘라 가늘게 썬다), 무말랭이 10g, 물 1 ℓ

이렇게 만드세요

❶ 냄비에 물을 붓고 표고버섯과 다시마, 무말랭이를 넣는다. 4~5시간 그대로 두었다가 가열한다.

❷ 끓으면 다시마를 건져내고 중간 불에서 약 10분간 더 끓인다. 병에 담아 냉장고에 두면 일주일 정도 사용할 수 있다.

● Tip : 미네랄이 풍부해 건강에 좋은 데다 맛이 담백해 조림 국물이나 국수장국, 맑은 국, 죽 등 여러 가지 음식에 쓸 수 있다. 맛국물을 내고 남은 표고버섯과 다시마는 간장과 청주, 설탕을 넣고 조려서 기본식의 반찬으로 먹어도 좋다.

단맛 채소 수프

재료

양배추, 당근, 양파, 단호박을 같은 분량으로 준비한다.

이렇게 만드세요

각 재료를 컵에 담아 1컵씩 모두 4컵을 냄비에 넣고 2.5~3배의 물을 부어 가열한다. 끓으면 중간 불로 줄여 25분간 더 익힌다. 남은 채소는 현미밥과 섞어 포타주를 만들거나 수프에 넣는다. 그때 버터나 후추를 조금 넣어도 된다.

● Tip : 성질이 양성과 음성의 중간이므로 많이 마셔도 괜찮다. 저혈당증을 가라앉히고 허기도 달랠 수 있다. 또 여성의 편두통, 냉증, 어깨결림, 불안·짜증 등을 완화하는 데 도움이 된다. 수프를 페트병 등에 담아두고 필요할 때마다 한 번에 150cc 정도 마신다.

도표 1-12 섭취 칼로리별 식단

소식 1단계(1,400~1,500kcal)

〔아침식사〕

● **현미 단호박 리소토(220g)** : 현미밥 1/2공기, 단호박 75g, 양파 1/8개, 파슬리 조금, 소금·후추 조금씩

● **삼색 뿌리채소 간장볶음(50g)** : 우엉 중간 것 1/4개, 당근 중간 것 1/8개, 연근 중간 것 1/8개

〔점심식사〕

● **생청국장 현미 볶음밥(280g)** : 현미밥 1공기, 생청국장(낫토, 알이 작은 것) 1/2팩, 파 1/4대, 당근 1/10개, 양파 1/8개, 생표고버섯 1개, 파슬리 조금, 천일염·후추·간장 조금씩

● **다시마포 맑은 국(180cc)** : 다시마포 5g, 쪽파 조금, 맛국물(71쪽)·소금·간장 조금씩

● **칡 송편(70g)** : 팥소 1/4컵, 칡가루(50g)

〔저녁식사〕

● **현미밥(150g)** : 현미밥 1공기

● **제철채소 조림(180g)** : 토란 1개, 당근 작은 것 1/4개, 우엉 중간 것 1/4개, 연근 작은 것 1/4개, 곤약 작은 것 1/4장, 마른표고버섯 1개, 꼬투리완두콩 조금, 조림장(맛국물, 조미술, 청주, 간장)

● **푸른잎채소 깨무침(50g)** : 시금치 1/4단, 쑥갓 1/8단, 소금 조금, 무침장(깨 페이스트, 깨 간 것, 간장·맛국물 조금씩)

● **버섯 두부 된장국(180cc)** : 두부 1/8모, 만가닥버섯 1/4송이, 쪽파 조금, 맛국물·미소된장 조금씩

소식 2단계(1,200~1,300kcal)

〔아침식사〕

● **현미밥(150g)** : 현미밥 1공기 조금 못 되게
● **무말랭이 조림(40g)** : 무말랭이 10g, 유부 1/2장, 당근 작은 것 1/4개, 마른표고버섯 작은 것 1개, 참기름 조금, 간장 1중간술
● **매실장아찌 우엉 조림(길이 5cm 중간 굵기 4개)** : 우엉 중간 것 1/2대, 매실장아찌 중간 것 1/2개, 미소된장·간장·다시마 조금씩

〔점심식사〕

● **매실장아찌 현미 주먹밥(150g)** : 현미밥 1공기, 매실장아찌 1개
● **삼색 뿌리채소 간장볶음(40g)** : 우엉 중간 것 1/4대, 당근 중간 것 1/8개, 연근 중간 것 1/8개, 참기름·간장 조금씩
● **마 미역 맑은국(180cc)** : 마 3cm 두께, 미역 8g, 쪽파 조금, 간장·천일염 조금씩

〔저녁식사〕

● **현미밥(150g)** : 현미밥 1공기
● **제철채소조림(160g)** : 무 3cm 두께, 우엉 중간 것 1/4대, 당근 작은 것 1/4개, 연근 작은 것 1/4개, 마른표고버섯 1개, 참기름·칡녹말·간장·맛국물 조금씩
● **대파 두부 된장국(180cc)** : 두부 1/4모, 맛버섯 1/4봉지, 대파 1/4대, 미소된장·맛국물 조금씩

소식 3단계(800~900kcal)

〔아침식사〕

먹지 않음

〔점심식사〕

- **현미밥(150g)** : 현미밥 1공기
- **삼색 뿌리채소 간장볶음(40g)** : 우엉 중간 것 1/4대, 당근 중간 것 1/8개, 연근 중간 것 1/8개, 참기름·간장 조금씩
- **무즙 생청국장(40g)** : 무 중간 것 3cm 두께, 생청국장 작은 것 1팩, 간장 조금
- **매실장아찌(50g)** : 매실장아찌 큰 것 1개

〔저녁식사〕

- **현미밥(150g)** : 현미밥 1공기
- **채소 샤브샤브(600g)** : 다시마 5cm, 무 중간 것 3cm 두께, 당근 작은 것 1/4개, 연근 작은 것 1/4개, 대파 1/4대, 생표고버섯 1개, 경수채 1단, 쇠고기 20g, 레몬·깨 간 것·간장 조금씩
- **매실장아찌 우엉 조림(길이 5cm 중간 굵기 4개)** : 우엉 중간 것 1/5대, 매실장아찌 중간 것 1/3개, 미소된장·간장·다시마 조금씩

초소식 1단계(400~500kcal)

〔아침식사〕

먹지 않음

〔점심식사〕

- **현미밥(80g)** : 현미밥 1/2공기
- **톳 연근 조림(30g)** : 톳 2.8g, 연근 중간 것 1/8개, 당근 작은 것 1/6개, 마른표고버섯 1/6개, 간장·청주·참기름 조금씩
- **무 당근 샐러드(100g)** : 무 중간 것 3cm 두께, 당근 작은 것 1/4개, 간장 조금
- **매실장아찌 우엉 조림(길이 5cm 중간 굵기 4개)** : 우엉 중간 것 1/5대, 매실장아찌 중간 것 1/3개, 미소된장·간장·다시마 조금씩

〔저녁식사〕

- **현미밥(80g)** : 현미밥 1/2공기
- **무말랭이 조림(30g)** : 무말랭이 3g, 유부 1/16장, 당근 작은 것 1/6개, 마른표고버섯 작은 깃 1/6개, 참기름·산상·청주 조금씩
- **네 가지 나물(30g)** : 시금치 1/8단, 쑥갓 1/8단, 소송채 1/10단, 파슬리 1개, 레몬즙·간장 조금씩
- **생청국장(30g)** : 생청국장 작은 것 1팩

아침보다는 저녁을 거른다

나는 감량 1개월째부터 5개월째까지는 소식 1단계(1,400~1,500kcal) 식사를 했다. 이때는 하루 세 끼를 다 먹었다. 감량 6개월째부터는 소식 2단계(1,200~1,300kcal)를 했다. 소식 1단계와 칼로리 차이가 15% 정도밖에 되지 않아 역시 하루에 세 끼를 먹었다.

감량 7개월째 전반부터 소식 3단계(800~900kcal)로 들어갔다. 소식 1단계보다 칼로리를 30%나 줄여야 했기 때문에 한 끼를 거르고 하루에 두 끼만 먹었다. 감량 7개월째 후반부터 10개월째까지는 초소식 1단계(400~500kcal)를 했다. 소식 1단계보다 칼로리가 40%나 적기 때문에 이번에도 하루에 두 끼만 먹었다.

소식 3단계와 초소식 1단계에서는 아침, 점심, 저녁 중에서 어느 식사를 걸러야 할지 고민이 됐다. 그래서 내 몸에게 물어봤다. 대답은 '위와 장이 푹 쉬면 소화·흡수에 쓰이던 혈액이 다른 장기로 갈 수 있으므로 저녁식사를 거르는 것이 좋다'였다. 그러나 온가족이 둘러앉아 식사를 하는 저녁 시간에 나만 빠지기가 미안했다. 아침은 평소에도 다른 가족보다 일찍 먹을 때가 많았기 때문에 결국 저녁 대신 아침식사를 거르기로 했다.

감량 12개월째는 체질량지수가 한계에 가까워졌기 때문에 그 이상 감소하지 않도록 섭취 칼로리를 조금 늘려 소식 3단계를 했다. 그 한 달 동안만은 아침 대신 저녁을 먹지 않았다. 아침을 걸렀을 때와 저녁을 걸렀을 때 내 몸에 어떤 차이가 생기는지 확인하고 싶었기 때문이다.

저녁을 먹지 않았더니 소화기관이 점심식사 후부터 다음 날 아침식사

전까지 약 18시간이나 쉴 수 있었다. 그 덕에 아침에 일어나자마자 시원하게 변을 보았고, 속이 텅 빈 상태에서 아침을 먹으니 음식을 마치 온몸으로 맛보는 듯 아주 만족스러웠다.

이런 경험으로 말하자면, 섭취 칼로리를 줄이기 위해 끼니를 걸러야 하는 경우에는 아침보다는 저녁을 거르는 편이 낫다. 저녁을 먹지 않으면 다음 날 아침까지 위와 장이 편히 쉴 수 있고, 그때는 마침 부교감신경이 우세하게 작용하기 때문에 몸도 그다지 많은 에너지를 요구하지 않는다.

하루에 세 끼를 먹을 때도 저녁은 좀 일찌감치 먹는 편이 좋다. 밤늦게 저녁을 먹으면 자는 동안 혈액이 위와 장으로 몰려 다른 물질대사가 느려지고 간과 신장에서 소화효소가 소모돼 노폐물이 제때 처리되지 못한다.

그러니 자신의 환경과 상황을 고려해 건강을 지키는 식사 횟수와 시간대를 찾아 꼭 지키도록 한다.

바람직한 식사 횟수

앞에서 이미 말했지만 영양학이 규정하는 하루 권장 칼로리는 성인 남성의 경우 하루에 2,500kcal, 여성은 2,000kcal이다. 그러나 단계적으로 칼로리를 줄이게 되면 그 절반에도 못 미치는 칼로리만 섭취하고도 충분히 건강을 지킬 수 있다.

다음은 하루에 약 1,200kcal를 섭취하는 식단의 예이다.

〔**아침식사(약 360kcal)**〕

● 현미밥   140g

● 무말랭이 조림   40g

● 매실장아찌 우엉 조림   5cm 길이 4개

〔**점심식사(약 360kcal)**〕

● 매실장아찌 현미주먹밥 1개   140g

● 삼색 뿌리채소 간장볶음   40g

● 마 미역 맑은 국   160cc

〔**저녁식사(약 480kcal)**〕

● 현미밥   140g

● 제철채소 조림   50g

● 쑥갓 깨무침   30g

● 대파 두부 된장국   160cc

하루에 섭취할 칼로리를 정했으면 다음은 그것을 하루에 두 끼로 나눠 먹을지, 세 끼로 먹을지 선택해야 한다. 하루에 두 끼만 먹을 때는 세 끼 분량을 반씩 나눈다. 한 끼에 몰아서 먹는 것은 권하지 않는다.

식사 횟수를 결정할 때는 다음 조건을 참고한다.

〔**하루 세 끼를 먹어야 하는 경우**〕

● 밤 8시까지 저녁식사를 마칠 수 있다.

- 저녁식사를 가족과 함께 즐기고 싶다.
- 저녁을 먹고 나서 일이나 운동을 한다.

〔하루 두 끼를 먹어야 하는 경우〕

- 일 때문에 밤 8시가 넘어서야 저녁을 먹을 수 있다.
- 저녁을 꼭 가족과 함께 먹지 않아도 된다.
- 위나 장이 약하거나 불쾌 증상이 있다.

감량 후 체중 관리법

시바타 감량은 체중을 줄이면서 동시에 체질을 개선해 건강을 되찾는 것이 목적이다. 그러므로 감량 중에는 체중뿐만 아니라 몸에 나타난 작은 변화들도 자세히 기록해두는 것이 좋다.

기본적으로 확인해야 하는 항목은 체온, 혈색, 기분, 배변, 수면이다. 체중이 줄어들기 시작하면 그전에 시달렸던 불쾌한 증상들이 조금씩 가라앉고 마침내는 몸에 생기가 도는 것을 느끼게 된다. 이런 변화는 스스로도 느낄 수 있지만 건강검진을 통해 객관적인 수치로 확인해두면 더욱 안심할 수 있다.

목표한 만큼 체중이 줄고 몸 상태도 좋아졌다면 이제부터는 그 상태를 유지하려고 노력해야 한다. 먼저 식사량을 10% 정도 늘리면서 경과를 살펴본다. 일상적인 신체활동이나 워킹도 조금씩 줄여간다. 물론 운동을 게을리 하라는 것은 아니다. 필요량은 지키되 무리하지 말라는 뜻이다.

이렇게 한 달 정도 경과를 지켜본다. 체중이 안정되고 몸 상태도 여전히 양호하다면 현재의 식단과 운동량이 자신의 건강을 유지하는 데 알맞은 조건이므로 계속 지켜나가도록 한다. 만약 체중이 떨어졌다면 식사량을 10% 더 늘려서 변화를 살펴본다.

나는 체중이 하한에 이른 후부터 3개월 정도 목표 체중을 유지하려고 애썼다. 그 결과 마침내는 몸과 마음이 하나가 된 듯 아주 큰 만족감을 느끼게 되었다. 여러분도 이런 모습을 기대하면서 시바타 감량을 이어가길 바란다.

식사 준비 요령

시바타 감량은 일반 다이어트법보다 식사의 양이나 메뉴 선택이 까다로운 편이다. 그러나 음식은 인간이 생명 활동을 유지하고 자연과 어우러져 살게 하는 근본이므로 그 정도 노력은 감수해야 한다. 기능성식품이나 영양보조식품 등은 영양이 균형을 이루고 칼로리도 계산하기 쉬운데다 간편하게 먹을 수 있지만, 첨가물이 들어 있거나 여러 차례 가공 과정을 거친 것이 많기 때문에 시바타 감량에서는 먹지 않는다.

음식을 통해 질병이 낫고 더 건강해지면 먹는 것이 얼마나 중요한지 깨닫게 된다. 그러니 식사를 준비할 때 요령껏 시간과 수고를 줄이는 것은 괜찮지만 정성까지 아끼면 안 된다. 음식은 몸 상태를 조절하고 관리하는 주된 재료이기 때문이다. 그 재료를 효과적으로 사용할 수 있는 수단이 식사이므로 우리는 식사를 일상에서 가장 중요한 활동으로 삼아야 한다. 여러분도 시바타 감량에서 제안하는 식사로 건강을 되찾고 나면 이런 생각들에 충분히 공감할 것이다.

소식·초소식 생활에서는 하루 섭취 칼로리 1,200㎉를 기준으로 곡물(현미 위주) 주식과 채소 반찬으로 이루어진 기본식을 하루에 두 번 먹는다. 기본식의 반찬은 '우엉 간장볶음', '무말랭이 조림', '톳 연근 조림'으로, 한 번에 각각 5끼 분량을 만들어 두고 번갈아가며 먹으면 시간과 수고를 덜 수 있다. 매실장아찌 우엉 조림(70쪽)도 냄비 하나 정도로 만들어 두면 열흘은 두고 먹을 수 있다.

조리할 때는 자신의 자율신경계 유형이나 체질에 맞도록 사용하는 식품의 종류와 맛을 조금씩 조절한다(82~83쪽 도표 1-13 참조).

도표 1-13 체질별 조리법

	기본	교감신경 우세형 (영양충실형 · 근골형)	부교감신경 우세형 (한성비만형 · 영양실조형)
기본 조리법	간과 맛이 너무 세거나 약하지 않게 조리한다.	염분을 줄여 담백하게 맛을 내고 살짝 끓이거나 굽거나 볶아서 조리한다.	조금 짭짤하게 맛을 내고 센 불에서 끓이거나 굽거나 볶아서 조리한다.
주식(곡물) 하루 식사량의 40~50%	현미밥은 현미와 납작보리를 8:2로 섞어 짓는다. 납작보리가 들어가면 식감이 부드러워지고 구수해서 맛있다. 일주일에 서너 번은 메밀국수나 우동, 파스타나 빵을 먹어도 된다. 되도록 통밀로 만든 것을 먹고, 빵은 천연효모로 발효시킨 것이 좋다.	현미밥은 현미와 납작보리를 8:2로 섞어 짓는다. 일주일에 두세 번은 메밀국수나 우동, 파스타나 빵을 먹어도 된다. 되도록 통밀로 만든 것을 먹고, 빵은 천연효모로 발효시킨 것이 좋다.	현미밥은 현미와 납작보리를 8:2로 섞어 짓는다. 일주일에 두세 번은 메밀국수나 우동, 파스타를 먹어도 된다. 되도록 통밀로 만든 것이 좋다. 빵과 같이 구워서 만든 밀가루 음식은 삼간다.
수프, 맑은 국, 된장국 하루에 1~2그릇	간과 맛이 너무 세거나 약하지 않게 조리한다. 된장은 붉은 된장과 흰 된장을 6:4로 섞어서 사용한다.	간장이나 천일염, 흰 된장을 조금만 써서 연하고 담백하게 맛을 낸다.	간장이나 천일염, 된장을 넉넉히 사용해서 맛을 강하게 한다. 된장은 숙성된 붉은 된장이 좋다.
채소 하루 식사량의 25~30%	제철에 나는 잎채소와 모양이 둥근 채소, 뿌리채소를 고루 먹는다. 겨울에는 생채소 샐러드를 되도록 먹지 않는다.	제철에 나는 잎채소나 모양이 둥근 채소, 뿌리채소를 고루 먹는다. 잎채소를 많이 먹고 생채소 샐러드는 가끔씩 먹는다.	제철에 나는 잎채소나 모양이 둥근 채소, 뿌리채소를 고루 먹는다. 뿌리채소를 자주 먹고 생채소 샐러드는 삼간다.
콩, 콩 제품 하루 식사량의 5~10%	간과 맛이 너무 세거나 약하지 않게 조리한다. 적당량을 먹는다.	다소 자주 먹어도 된다. 맛은 좀 담백한 것이 좋고, 알이 큰 콩을 사용해도 된다. 두유는 가끔씩 마시는 것은 괜찮다.	너무 자주 먹지 않는다. 간을 조금 세게 한다. 콩은 되도록 알이 작은 것이 좋다. 유바는 좋지만 두유는 삼간다.

조리법의 성질

양성 ← 태운다 | 기름에 튀긴다 | 볶는다 | 굽는다 | 끓인다 | 찐다 ← 중용 → (밥을) 짓는다 | 삶는다 | 생식 | 발효 → 음성

맛의 성질

양성 ← 떫다 | 쓰다 | 짜다 ← 중용 → 녹말의 단맛 | 시다 | 맵다 | 아리다 → 음성

호전반응에
대처하는 법

저혈당증을 다스린다

감량 초기에는 어쩔 수 없이 배고픔에 시달리게 된다. 여기에 어지럼, 무력감, 짜증까지 겹쳐 일어난다. 신체적 불만과 정신적 불안이 동시에 찾아오는 것이다. 이런 증상들은 주로 저혈당증에서 나타난다.

저혈당증은 왜 일어나는 것일까?

우리 몸은 체중의 약 60%가 수분이다. 과도한 수분 때문에 비만이 되는 경우도 많다. 소식·초소식을 하면 몸의 대사기능이 좋아지기 때문에 불필요한 수분이 땀이나 대소변으로 활발하게 배출된다. 이때 몸에서 수분과 함께 나트륨도 빠져나간다. 채소나 녹즙에 풍부한 칼륨도 나트륨을 몸밖으로 내보낸다. 이 때문에 기운이 빠지고, 눕거나 앉았다가 일어설 때 어지럽거나 심하면 비틀거리는 증상이 일어난다. 이럴 때는 당분과 함께 염분도 섭취해야 한다. 소량의 천일염이라면 염분의 해를 너무 걱정하지 않아도 된다. 당분을 섭취할 때는 바나나나 단맛 나는 채소로 만든 수프(71쪽)가 좋다. 외출할 때는 쌀조청이나 보리조청, 메이플시럽과 같이 탄수화물 식품 중에서도 다당류가 많은 것을 챙겨 간다.

몸과 마음에 나타나는 변화를 살펴본다

감량을 시작하기 전에 평소에 자주 나타났던 불쾌 증상이나 병력 등을 정리해두는 것이 중요하다. 과거에 앓았던 질병과 관련이 있거나 허약했던 체질이 개선되면서 생기는 증상들이 호전반응으로 나타나는 경우가 많기 때문이다.

감량을 시작하면 체중과 체질량지수뿐만 아니라 체온, 혈색, 배변, 수면과 같이 몸 상태를 알 수 있는 기본 항목도 매일 기록한다. 또 불안김 같은 심리적인 상태와 그 상황에 어떻게 대처했는지도 적어두는 것이 좋다. 특히 지병이 있는 사람은 지금까지의 설명을 참고로 원인을 추정한 후 그 것과 관련해 몸에 어떤 변화가 나타나는지를 잘 살펴보고 기록해둔다.

소식·초소식을 통해 얻은 유익한 변화들을 하나씩 꼽다 보면 스스로를 격려하고 의지도 다질 수 있어 좋다. 나처럼 걷다가 떠오르는 생각들을 잊어버리지 않도록 틈틈이 메모해 두었다가 일기 쓰듯 매일 내용을 정리해서 적어두는 것도 좋은 방법이다.

변화가 뚜렷하지 않거나 한동안 뜸하더라도 시간이 좀 지나면 '생각해 보니 요즘 많이 좋아진 것 같다'거나 '이맘때면 늘 나타나던 증상이 올해는 어째 잠잠하다'는 것을 문득 알게 된다. 기분이나 감정 같은 정신적인 변화들은 그때그때 간단히 적어두거나 체중이나 체질량지수, 체온 같은 항목들의 변화 추이와 비교할 수 있도록 표로 정리해두는 것도 좋다. 이런 변화들을 살피다 보면 감량 중에 나타나는 불안을 달랠 수 있다. 또 '병원이나 약에 의존하지 않고 내 병은 내가 고칠 수 있다'는 확신이 들기 때문에 앞으로의 건강관리에도 도움이 된다.

건강에 자신이 생기면 느닷없이 기발한 아이디어가 떠오르거나 사물이나 현상을 접했을 때 그 참모습을 빨리 알아차리게 된다. 이럴 때는 용기를 내서 자신의 아이디어를 실행하거나 직감을 믿고 그에 따라 판단해보자. 몸과 마음이 하나 되는 기쁨을 한껏 누릴 수 있을 것이다.

이런 과정을 거듭하다 보면 스스로 몸과 마음의 균형을 조절할 수 있게 된다. 그러면 다음과 같은 체험도 할 수 있다.

'잠자리에 들기 전에 내일 아침 몇 시에 일어날 것인지 정하고, 반드시 시계의 알람이 울리기 전에 일어나겠다고 결심한다. 정말 다음날 아침 원하는 기상 시간에 정확하게 잠이 깼다.'

이 정도라면 내 의식과 신체가 드디어 하나가 됐다고 생각해도 되지 않을까?

의료기관의 현명한 이용

남들보다 더 건강하다고 자부했던 나도 감량 과정에서 나타난 불쾌 증상 때문에 한동안은 견디기가 힘들었다. 워낙 체격이 다부지고 튼튼했기 때문에 원인이 숨어 있다가 그제야 겉으로 드러난 것이다. 나는 그런 증상들이 체질 개선 과정에서 나타나는 호전반응이라는 사실을 잘 알고 있었다. 그래서 몸은 고됐지만 감량에 대한 의지는 전혀 흔들리지 않았다.

평소에 몸 상태가 좋지 않았거나 체질적으로 허약할수록 더욱 불쾌한 증상들이 호전반응으로 나타난다. 원인은 짐작이 가지만 아무래도 불안해진다. "살이 빠지면 몸이 약해진다더니 역시 사람들 말이 옳았다"며 감량을 그만두는 경우도 생길 것이다. 병원에 가도 마찬가지다. "책에서 하는 말을 곧이곧대로 믿고 따르다가는 큰일이 난다"고 할지 모른다.

아는 환자 한 분이 호전반응으로 귀가 잘 들리지 않게 돼서 병원을 찾았더니 돌발성 난청이라는 진단이 내려졌다. 나는 그에게 다른 병원에 가보라고 했다. 그 결과 다른 병원에서는 아무 이상이 없다는 말을 들었다. 그래도 안심이 안 돼 또 다른 병원에 가보았더니 결국 정상으로 밝혀졌다. 며칠 후에 그 환자는 귀가 다시 잘 들리게 되어 문제가 해결되었지만, 만약 처음 찾아간 병원의 진단 결과를 그대로 따랐다면 필요도 없는 치료를 받았을지도 모른다.

호전반응은 몸이 나른하거나 잠이 오는 등 자각증상은 있지만 딱히 혈압이 오르거나 열이 나는 게 아니라서 의료기관에서 하는 일반적인 검사로는 이상을 발견하지 못한다. 호전반응은 대개 사나흘 정도 지나면 저절로 낫지만 증상이 악화되거나 오래갈 때는 의사와 상담하는 것이 좋다.

단, 서양의학은 대개 병의 원인을 없애는 근본적인 치료보다는 겉으로 나타난 병의 증상에 대응해서 처치를 하니 약에 의존하지 말고 자신의 몸을 스스로 고칠 수 있도록 애써야 한다. 비용이 좀 들더라도 감량을 시작하기 전과 6개월 후, 1년 후쯤에 의료기관에서 건강검진을 받아 건강의 상태와 변화를 확인해두자.

몸에 독소가 들어오지 못하게 주의한다

'단식으로 독소를 배출하고 나니 개운하다'고 느끼는 이유는 그때까지 몸속에 독소를 쌓고 살았기 때문이다. 그러니 단식을 마친 후에 이전과 똑같은 습관으로 돌아간다면 어렵게 맛본 개운함을 다시는 경험하지 못하게 된다.

여기서 말하는 독소란 무엇일까? 배기가스로 오염된 공기, 농약이나 화학비료로 키운 농작물, 여러 가지 불순물이 섞인 수돗물, 색소나 방부제 같은 첨가물을 넣은 식품과 음료수 등이 바로 독소에 해당한다. 직접 먹는 것은 아니지만 화학물질을 방출하는 가구와 건축 재료, 가전제품에서 발생하는 전자파 등은 적은 양으로도 신체에 영향을 주기 때문에 독소나 다름이 없다.

이런 독소들은 호흡이나 땀, 대소변을 통해 완전히 배출되면 몸속에 쌓이지 않는다. 그러나 현대인은 잘못된 생활방식 때문에 대사기능이 저하된 탓에 몸에 들어온 만큼 내보내지 못하고 있다. 이런 독소가 쌓여 암이나 뇌경색, 당뇨병을 비롯한 생활습관병의 원인이 되기도 한다.

3일간의 반단식을 시작으로 시바타 감량을 실천하면 서서히 대사기능이 향상되므로 체내 정화작용이 일어나 독소가 활발하게 배출된다. 그 후에는 소식·초소식 생활을 지속하면서 아예 독소가 몸에 들어오지 못하도록 해야 한다. 그러기 위해서는 다음의 주의사항을 지킨다.

- 스트레스가 쌓이지 않게 한다.
- 대소변을 참지 않는다.

- 식사로 현미 위주의 주식과 채소 반찬을 먹는다.

- 곡물과 채소·과일 등은 되도록 무농약 재배 또는 유기재배한 것을 고르고, 간장이나 된장 같은 조미료 등도 첨가물이 없고 장기간 자연 숙성시킨 질 좋은 제품을 사용한다.

- 조리할 때는 재료를 깨끗이 다듬어 씻고, 다른 재료와 적절히 조합해 독소를 제거한다.

- 잘 씹어 먹는다. 한 입에 30~50회 씹는 것이 좋다.

- 운동을 하거나 일상생활에서 신체 활동량을 늘리고, 걷거나 목욕을 해서 땀을 흘린다.

온몸의 세포를 활성화해서 신체의 대사기능을 높이면 우리 몸에 독소가 들어오지 못한다. 그래도 안심이 되지 않는다면 다음의 방법을 따른다.

〔식품의 잔류 농약 제거하기〕

- **현미** : 씻은 현미에 물을 붓고 다시마(5cm 길이)를 넣어 12시간 둔다. 밥을 짓기 전에 다시마를 꺼내고 현미를 물에 가볍게 두세 번 씻는다.

- **백미** : 씻은 백미에 물을 붓고 다시마(5cm 길이)를 넣어 90분간 둔다. 밥을 짓기 전에 다시마를 꺼내고 백미를 물에 가볍게 한 번 씻는다.

- **채소** : 물 1,000cc에 쌀식초 10cc를 넣고 채소(오이와 가지는 썰어서)를 담가 약 20분간 둔다. 조리 전에 물로 씻는다. 뿌리채소는 껍질을 벗긴 후 다시마(5cm 길이)를 넣은 물에 약 5분간 데친다. 유해물질이 빠져나온 물을 버리고 가볍게 씻은 후에 조리한다.

〔몸속에 쌓인 유해물질 없애기〕

● 하루에 세 번씩 1작은술 조금 못 되는 양의 칡녹말을 입에 넣어 물로 마시면 소변을 통해 유해물질이 배출된다. 뇌를 비롯해 몸속에 쌓인 유해물질을 완전히 제거하려면 한두 달 정도 걸린다.

걷기
예찬

몸에 부담이 없는 유산소 운동

나는 20년 가까이 현미채식을 한 덕에 아직까지 큰 병으로 고생한 적이 없다. 나이에 비해 건강하기는 하지만 왠지 운동 능력만큼은 만족스럽지 못하다. 아무래도 식생활에 정성을 쏟다 보니 운동에는 자꾸 소홀해지는 것 같다.

늘 있는 일이지만 집에서 전철역까지 걸을 때면 뒤에서 오던 사람들이 획획 나를 앞질러 간다. 나도 나름 속도를 내서 걷지만 옆에서 걷는 사람보다 내가 먼저 도착하는 일은 드물다. 도중에 비탈길을 오를 때면 숨이 차고 오른쪽 무릎이 아파온다. 집 안에서도 바닥이 조금만 높거나 낮아도 넘어지기 일쑤다. 해마다 몸이 점점 더 뻣뻣하게 굳어가는 것을 확실히 느낄 수 있다.

육상동물인 인간이 중력에 맞서 똑바로 서서 다니려면 근육이 발달해야 한다. 그러나 요즘은 가까운 거리도 차로 다니고 계단 대신 엘리베이터나 에스컬레이터를 이용하기 때문에 걷는 일이 적다. 게다가 편리한 가전제품들이 늘어나면서 일상에서 몸을 움직이는 기회는 갈수록 줄어들고 있다. 이런 환경 때문에 우리는 인간이 본래 동물이라는 사실을 잊고 산다.

나는 감량 중에 자주 몸에 한기를 느꼈다. 그 대책을 찾다가 근육의 역할에 관해 알게 됐다. 근육이 수축할 때 칼로리를 소비하기 때문에 근육이 많으면 기초대사량도 늘어난다. 똑같이 섭취 칼로리를 줄이더라도 근육이 많을수록 소비 칼로리가 늘어나므로 그만큼 체중 감량 효과가 커진다.

내가 경험하기로는 근육을 긴장시켜 강화하는 무산소운동보다는 호흡과 유연운동을 겸한 유산소운동이 몸에 대한 부담이 적다. 유산소운동 중에서도 특히 워킹은 일상생활에서 가장 실천하기 쉬운 데다 근력을 키우는데도 도움이 되므로 적극 권한다.

유연운동으로 신체 균형을 바로잡는다

앞에서도 말했지만 대사증후군 환자 중에 살이 많이 찐 사람은 운동을 너무 서두르지 않는 것이 좋다. 워킹을 할 때도 처음부터 무리해서 많이 걸으면 안 된다. 시계와 만보기로 시간과 걸음 수를 재가며 몸 상태에 맞게 운동량을 조절한다.

체중이 어느 정도 줄었으면 본격적으로 워킹을 시작한다. 이때부터는 운동량이 체중 감소량에 반비례하도록 체중이 조금 줄면 좀 더 많이 걷고, 많이 줄면 조금 덜 걷는다. 운동량이 늘어나면 소비 칼로리도 늘어나므로 섭취 칼로리와의 차이가 더 벌어진다. 그 사실만으로도 기분이 좋아진다.

시바타 감량에서 제안하는 운동의 목적은 힘을 키우고 몸을 단단하게 만들기 위해서가 아니라, 몸 곳곳에 뭉친 것을 풀어서 부드럽게 만들기 위해서다. 우리가 보통 '스트레칭'이라고 부르는 이 운동이 감량을 위한 기본 운동이다. 평소에 틈나는 대로 유연운동을 하면 신체 균형을 바로 잡는 데 도움이 된다. 특히 아침에 눈을 뜨면 그 자리에서 몸과 팔다리를 쭉 펴보라. 아기들뿐만 아니라 개나 고양이 같은 애완동물도 아침에 일어나면 반드시 몸을 쭉 펴서 늘린다. 이렇게 아침에 유연운동을 하면 자는 동안 틀어진 근육과 관절을 바로잡을 수 있다.

유연운동의 효과가 나타나기 시작하고 워킹에도 익숙해지면 서서히 몸이 가벼워지면서 보폭이 넓어진다. 나도 처음에는 보폭이 70cm 정도로 어깨너비와 비슷했지만 차츰 걷는 시간이나 거리가 늘어나면서 보폭도 늘어 90cm 가까이 되었다. 바람을 가르며 성큼성큼 걸으면 기분도 상쾌해진다.

걸으면 걸을수록 온몸의 혈액순환이 활발해져 대사가 잘된다. 게다가 음식을 적게 먹으니 혈액이 소화기관으로 몰리지 않고 대사활동에 충분히 이용되므로 몸속이 말끔히 청소된다.

그렇다고 무리하면 안 된다. 워킹을 하기 전과 마친 후에는 반드시 유연운동을 하고, 걷는 시간과 거리나 걸음 수 등도 기록했다가 몸 상태에 맞춰 조절하도록 한다.

워킹의 효과

어릴 적부터 자연풍경과 동식물을 좋아해서인지 걸을 때 주로 새나 꽃에 눈길이 간다. 가끔은 머릿속에 떠오르는 잡다한 생각들을 정리하기도 한다. 워킹 코스를 잘만 고르면 오래 걸어도 지루하지 않다. 그러니 집에서 멀지 않은 곳에 꽃과 나무가 많아 계절의 변화를 느낄 수 있는 공원 같은 곳이 있는지 알아보라. 다만 혼자 걸어도 안전한 곳이어야 한다. 거리가 표시된 트랙이나 워킹 코스가 있으면 체력 점검도 할 수 있다.

워킹은 되도록 아침에 하는 것이 좋다. 아침에는 인체의 자율신경이 자연스럽게 부교감신경에서 교감신경 작동 상태로 옮겨가기 때문이다. 그래서 나는 주로 아침 일찍이 집 가까이 있는 공원을 걷는다. 앞에서 말했듯이 단계적으로 걸음 수를 늘리다가 체중이 하한에 이른 후부터는 차츰 워킹을 줄여갔다.

흔히들 눕거나 화장실에 앉아 있거나 차를 타면 저절로 생각에 잠기게 된다고 하는데, 내게는 걸을 때가 바로 '사색의 시간'이다. 특히 이 원고를 쓰기 시작한 후로는 공원을 걸으면서 1년간의 감량 과정을 돌이켜보곤 했다. 그러다가 얼마 전에 문득 내 체중과 몸 상태가 3개월을 주기로 크게 변화한 사실을 알게 됐다. 참고가 될 것 같아 간단히 정리해보았다.

〔감량 1~3개월째〕

걷는 동안 연거푸 트림이 나오고, 역겨운 땀 냄새가 코를 찔렀다. 욕조에 들어가 있으면 거무스름한 돌가루 같은 것이 바닥에 잔뜩 가라앉았다. 목욕을 마치고 수건으로 몸을 닦아도 피부의 물기가 잘 마르지 않았다.

그동안 몸속에 여러 가지 가스나 노폐물이 쌓인 모양이다. 그런 불필요한 물질들이 몸밖으로 다 빠져나가려면 대사가 잘돼야 한다. 그래서 땀이 나게 걸었다. 워킹을 마친 후에는 땀구멍이 막히지 않게 마른 수건으로 피부를 문질렀다.

〔감량 4~6개월째〕

체중이 7kg 정도 줄었다. 감량은 순조롭지만 영 기운이 없다. 겨울 추위를 견뎌낼 수 있을지 걱정이다. 목욕 후에 잠시 찬바람을 쐤더니 그새 감기가 들었다. 워킹 덕에 하체는 튼튼해졌지만 상체는 마르고 피부가 탄력을 잃어 볼품이 없다. 체중이 줄더니 근육량까지 감소했다. 그 탓에 기초대사율도 떨어졌다. 그래서 감량 방법을 바꾸기로 했다. 섭취 칼로리를 계속 줄이는 대신 워킹으로 기초대사율을 높여 소비 칼로리를 늘리는 것이다.

오랫동안 현미채식을 하다 보니 운동에는 별 신경을 쓰지 않았다. 이번 일로 건강하려면 역시 운동이 필요하다는 사실을 깨달았다. 우선 바른 워킹법을 알아야겠다 싶어 일본에서 출간된 《놀라운 워킹 혁명》이라는 책을 읽었다. 그 책에서 지적하는 주의사항을 잘 지키면서 걸었더니 보폭이 훨씬 넓어졌다. 또 자세가 바로잡히자 근육이 줄어 볼품없던 상체도 조금씩 원래의 모습을 되찾기 시작했다.

〔감량 7~9개월째〕

섭취 칼로리를 400~500kcal로 줄였다. 체질이 바뀌더니 몸 상태가 최고조에 이르렀다. 만족감과 뿌듯함에 기분이 그만이다. 추위에도 강해졌다. 이제는 목욕 후에 수건으로 가볍게 두드리기만 해도 피부가 뽀송 뽀송해신나. 내일 아침 일이니지마자 변을 보는데, 변 상태두 아주 좋다 건강검진 결과에도 아무 이상이 없었다.

이쯤 되면 칼로리 섭취에 대한 세간의 상식도 바뀌어야 되지 않을까? 어느 과학자가 나를 연구 모델로 삼아 그런 상식의 오류를 꼭 바로잡아 주면 좋겠다.

요즘은 배가 고프면 오히려 속이 편하다. 신체적·정신적으로 좀 더 힘든 상황을 경험해보고 싶어 매일 3시간씩 2만 3,000보를 걸었다. 몸에 는 힘이 하나도 남아 있지 않은데 기분은 아주 상쾌했다. 드디어 내 사전 에서 '불안'이라는 단어가 사라졌다.

〔감량 10~12개월째〕

날마다 몸도 마음도 최상의 상태를 유지하고 있다. 예전과 다르게 정 치나 경제 같은 세상일에 관심이 가지 않는다. 내가 할 수 있는 일에 최 선을 다하는 것이 더 중요하다는 것을 깨달았기 때문이다. 다양한 면에 서 내가 가진 능력을 높이면서 하늘이 준 수명을 충실히 누려야겠다고 생각했다.

체중이 목표를 밑돌게 돼서 식사량을 조금 늘렸다. 요즘 들어 두뇌회 전이 빨라지고 직감력이 좋아졌다. 왠지 특별한 재능도 생긴 것 같다. 걸 으면서 풀과 나무를 관찰하고 새들과 이야기를 나눈다. 그러면서 자연으 로부터 많은 것을 배운다. 역시 인간은 자연과 어울려 살아야 한다.

인간은 본래 동물이다. 문명 속에서 풍요함만 좇다 보니 그 근본을 외 면하고 있을 뿐이다. 잃어버린 동물적 감각을 되찾으면 지나친 사회적

욕망이 가라앉아 중용의 덕을 지킬 수 있을 것이다. 그러기 위해서는 우선 칼로리 섭취에 대한 세간의 잘못된 상식을 바로잡는 기회를 마련해야 한다. 그래서 책을 쓰기로 마음먹었다.

〔감량 15개월째(원고 집필 단계)〕

식단을 '초소식 1단계(400~500kcal)'를 유지해도 체중은 계속 57kg(체질량지수 19)에 머물고 있다. 감량 전에는 매사를 심각하게 받아들이고 예민하게 반응하는 편이었다. 모든 일이 원하는 대로 될 것으로 속단하거나 혼자 기대감에 부풀기도 했다. 이제는 아니다. '되는 대로, 있는 대로' 산다. 직감을 믿으며 당장 해야 할 일에 집중한다.

성별·직업의 특성에
따른 주의사항

여성은 저혈당증을 조심한다

남녀의 특징을 바탕으로 시바타 감량법을 효율적으로 실천할 수 있는 몇 가지 방법을 소개하겠다. 여성의 약 80%가 저혈당증에 시달린다고 한다. 구체적인 증상을 들면 다음과 같다.

- 특별한 이유 없이 피로감과 스트레스를 느낀다. 감정의 기복이 심하고 까닭 없이 우울하거나 짜증이 나고 불안하다.
- 밤에 잠을 이루지 못하고 아침에 일어나면 몸이 무겁고 나른하다.
- 변비나 설사, 두통·편두통, 어깨결림, 근육 마비, 저체온·냉증(특히 하체 냉증)이 자주 나타난다.

저혈당증이 있으면 대개 하루에도 몇 번이고 단것을 찾게 된다. 특히 오후 2시 무렵부터 밤까지가 가장 심하다. 단것을 먹지 못하면 활력이 떨어지고 기분이 가라앉는다. 그러다 보면 저녁밥도 먹는 둥 마는 둥 하고 지쳐서 자리에 눕는다. 밤에는 온몸에 냉기가 돌고 특히 손발이 차서 깊이 잠들지 못한다. 밤새 잠을 설치니 수면 시간이 부족해 아침에 일어나기가 힘들다.

이 같은 증상이 특정 질병에서 비롯된 것인지 알아보려면 5시간 동안 혈당의 변화를 측정해야 하므로 검사가 쉽지 않다. 근본적인 치료를 위해서는 역시 체질을 개선해야 하는데, 그러려면 평소 다음과 같은 점에 주의해야 한다.

흔히들 다이어트를 할 때 녹즙이나 과일을 많이 먹는다. 그런데 채소나 과일에는 칼륨이 많다. 칼륨은 몸속의 나트륨을 내보내는 작용을 하기 때문에 칼륨이 든 음식을 먹으면 땀이 많이 나고 소변이 잦아진다. 칼륨을 지나치게 섭취하면 발한 작용이나 이뇨 작용이 지나치게 활발해져 위험할 수도 있다.

따라서 평소에 녹즙이나 과일 같은 음성식품, 육류나 지방이 많은 양성식품을 피하고 탄수화물과 식이섬유를 충실히 섭취하는 것이 좋다. 또 한 끼에 많이 먹지 말고 하루에 5~6회로 나누어 조금씩 먹는다. 특히 섭취 칼로리를 줄여나갈 때는 현미 같은 통곡식을 포함한 기본식으로 탄수화물을 섭취하고, '매실장아찌 우엉 조림(70쪽)'을 반찬으로 먹어 식이섬유를 섭취한다.

한편, 체중이 감소하는 과정에서도 위와 비슷한 증상을 겪을 수 있다. 체질이 바뀌면서 저혈당증에서 벗어날 때 나타나는 호전반응이다. 그 과정을 극복하는 데 도움이 되는 식품과 되도록 삼가야 할 식품은 다음과 같다.

★ 삼가야 할 식품

● 토마토·삼사·가지·피망 등의 가짓과 채소

● 과일이나 과즙

● 면류·빵·쿠키·전병 등의 밀가루 음식

● 우유·버터·치즈 등의 유제품과 식물성 기름

● 백설탕을 사용한 과자나 청량음료

● 주류

★ 추천 식품

● 주식으로 현미, 찹쌀현미, 잡곡 등을 먹는다. 조리할 때는 소화가 잘되게 부드럽게 익힌다.

● 식이섬유가 많은 우엉이나 무 같은 뿌리채소를 자주 먹는다.

● 단호박, 당근, 양파, 양배추 같은 단맛 나는 채소를 조려 먹거나 수프로 만들어 먹으면 아주 좋다.

● 추천 요리로 단맛 채소 수프(71쪽), 현미 단호박 미음(109쪽), 매실장아찌 우엉 조림(70쪽)이 있다.

남성은 야식을 피하고 잠을 충분히 잔다

나의 경우, 체중이 줄자 비탈길을 오를 때마다 나타나던 오른쪽 무릎의 통증이 말끔히 사라졌다. 4차 기초건강검진 결과를 보러 간 참에 담당 의사에게 그 이야기를 했더니 "이 정도로 살이 빠지면 어떤 병이든 다 낫습니다"라고 한다. 이틀 전 검진 때만 해도 "이렇게 계속 적게 먹다가는 큰 병에 걸린다"며 겁을 주더니만 그새 생각이 바뀐 모양이다.

내가 건강검진을 받은 이 병원에는 내과와 정형외과가 있다. 대기실은 늘 이른 아침부터 노인들로 북적인다. 여기저기서 무릎이나 허리에 저주파치료를 받고 있다. 대부분 살이 찐 사람들인데, 의사는 왜 체중부터 줄이게 하지 않는지 모르겠다. 물론 그랬다간 병원이 문을 닫을 수도 있으니 의사 탓만 할 수도 없는 노릇이다.

남녀를 불문하고 비만은 고혈압을 비롯해 당뇨병, 고지혈증, 통풍, 고요산혈증 등의 원인이 된다. 살이 찌면 그렇지 않은 경우에 비해 고혈압이 될 위험이 두세 배나 더 높다고 한다. 또 고지혈증은 말초혈관장애, 심근경색, 뇌경색, 대동맥류 파열, 신장경색 같은 매우 심각한 질환으로 이어질 수 있다. 이것만 보더라도 비만을 반드시 치료해야 하는 이유를 잘 알 수 있다.

2008년 3월 일본 NHK의 뉴스와 신문에서는 "수면 부족이 대사증후군을 일으킬 수 있다"고 보도했다. 니혼대학 등이 벌인 대규모 역학조사 결과 잠을 적게 자면 비만이나 고혈당, 동맥경화의 원인이 되는 지질이 상증이 생기기 쉬운 것으로 나타났기 때문이다.

이를 아보 도오루의 면역 이론으로 해석해보았다. 밤에는 원래 부교감신경이 우세하게 작용한다. 그러나 쉬어야 할 때 깨어 활동하면 긴장 상태가 지속되므로 교감신경이 흥분하게 된다. 그러면 이번에는 부교감신경을 활성화해서 자율신경의 균형을 이루려고 한다. 그 방법이 바로 먹는 것이다.

게다가 속이 오래 비면 건강에 안 좋다는 상식과 스트레스까지 합세하면 라면이나 짜고 기름진 야식을 찾게 된다. 먹은 것을 소화하려고 혈액이 위와 장으로 몰리다 보니 다른 상기나 뇌에는 혈액이 모지랄 수밖에 없다. 그 탓에 대사가 고루 일어나지 못해 신체는 불활성 상태가 되고, 결국 살찌는 체질이 되고 만다.

특히 남성 중에 그런 분들이 많을 것이다. 이런 상태가 더 심각해지기 전에 시바타 감량을 실천해야 한다.

직업의 특성에 따른
주의사항

신체활동이 많은 사람

주로 몸을 움직여 일을 하는 직업을 가지고 있으면 자연히 칼로리를 많이 섭취하게 된다. 그런데 시바타 감량에서 제안대로 식사의 양과 메뉴를 바꾸면 섭취 칼로리는 줄어들지만 오히려 지구력이 강해지고 체력도 좋아진다. 요통이나 어깨결림 따위가 한결 나아져서 몸놀림이 가벼워지고, 특히 다리나 발의 움직임이 빠르고 유연해진다. 게다가 감정의 기복이 줄어들기 때문에 성미가 급하고 쉽게 화를 내거나 차분하지 못한 성격도 차츰 본래의 모습을 되찾아 온화해진다.

평소 신체활동이 많은 사람들을 위한 식사법은 다음과 같다.

● 식사량에서 주식(곡물)이 차지하는 비율을 높인다. 밥을 지을 때는 현미와 잡곡을 8:2로 섞어 소금을 넣고 압력솥으로 짓는다. 소금의

양은 쌀 1컵당 소금 조금(엄지와 집게손가락 끝으로 집어올린 양) 더 되는
정도로 한다.

- 현미밥에 깨소금을 뿌려 먹으면 영양이 균형을 이루고 맛도 좋다.
  깨소금은 깨와 소금을 8:2로 섞어 만든다.
- 동물성 식품 중에서 생선류는 조금 많이 먹어도 된다.
- 음식의 간을 조금 세게 한다.
- 센 불에서 끓이거나 굽거나 볶아서 조리한다.
- 된장국은 염분이 많은 된장으로 조금 진하게 끓인다.

두뇌활동이 많은 사람

주로 책상 앞에 앉아 일하거나 머리를 많이 쓰는 직업을 가진 사람이
시바타 감량을 하려면 먼저 하루에 칼로리를 얼마만큼 섭취해야 원하는
체중에 도달할 수 있는지를 알아야 한다. 우선은 '소식 2단계(1,200~
1,300kcal)'를 목표로 칼로리를 조절하면서 자신에게 적합한 '하루 총섭취
칼로리'를 찾도록 한다.

적게 먹고 생활하면 여러 가지 변화가 나타난다. 먼저 지구력과 집중
력이 강해져서 업무 효율이 오른다. 느낌이나 감각으로 판단하는 힘이
생기고, 문제를 해결하는 기발한 생각이 떠오르기도 한다. 게다가 심리
적으로도 안정이 되기 때문에 대인관계가 원만해지고, 일을 정확하게 처
리하고 전개하는 능력도 높아져서 주변의 신뢰를 얻게 된다.

정신적인 스트레스나 고민이 많을 때는 3일 동안 반단식을 하는 것도

좋다. 간이 약해서 기력이 좀 떨어졌더라도 반단식과 소식으로 몸속에 쌓인 독소를 내보내면 대사활동이 활발해져 기운을 되찾을 수 있다.

두뇌활동이 많은 사람들에게 적합한 식사법은 다음과 같다.

- 식사량에서 주식(곡물)이 차지하는 비율은 40~45%가 적당하다. 밥을 지을 때는 현미와 잡곡을 8:2로 섞어 소금(쌀 1컵에 소금 조금)을 넣고 짓는다.
- 깨와 소금을 9:1로 섞어 현미밥에 뿌려 먹는다.
- 반찬을 만들 때 동물성 식품은 고기로 육수를 만들거나 음식에 풍미를 더하는 정도로만 사용한다.
- 생선은 가자미나 광어, 도미와 같이 가까운 바다에서 잡히는 흰살생선이나 뼈째 먹는 생선이 좋다.
- 간은 너무 세거나 약하지 않게 한다.
- 음식을 만들 때는 구이, 볶음, 찜, 조림 등 다양한 방법으로 조리한다.
- 된장국은 붉은 된장이나 염분이 많은 된장에 보리된장을 6:4 정도로 섞어 간이 너무 세거나 약하지 않게 만든다.
- 불면증이 있을 때는 저녁식사에서 된장국보다 맑은 국을 먹는다.

야근이 잦거나 주로 밤늦게 일하는 직업을 가졌다면 하루 세 끼 중에서 특히 저녁식사에 신경을 써야 한다. 매일같이 밤 10시가 넘어서 퇴근한다면 저녁식사를 거르고 하루에 두 끼만 먹는 편이 낫다. 대신 아침에는 기본식에 반찬을 한 가지 더 추가해서 충분히 먹도록 한다.

야간에 근무하고 점심때 일어나는 사람은 저녁식사를 오후 6시쯤이나 근무 시작 2시간 전까지 마치는 것이 좋다. 이렇게 하지 않으면 일어났을 때 개운하지 않고, 온종일 나른한 상태로 지내게 된다. 또 하체, 특히 발끝이 차고 혈색이 나쁘며 변비도 잦아진다.

적게 먹고 많이 일하는 것은 체력이나 건강을 고려하면 거의 불가능에 가깝다. 그러나 체질이 바뀌고 배고픔에 익숙해지면 자신의 몸이 얼마나 강하고 다부진지를 알게 된다. 이제까지 자신의 몸이 제 능력을 발휘하지 못하고 있었다는 사실도 깨닫게 된다. 바른 지식을 갖고서 이런 상태를 체험해봐야 회사 근처에 밤늦도록 열려 있는 호프집이며 야식집, 편의점의 유혹을 이겨낼 수 있다.

가족이 함께
도전한다

온가족이 날마다 즐거운 마음으로 현미채식을 한다면 건강은 크게 걱정하지 않아도 된다. 그러나 그게 말처럼 쉬운 일은 아니다.

현미채식을 할 때 무엇보다 큰 걸림돌은 현미에 대해 잘못 알고 있거나 무턱대고 싫어하는 것이다. 나는 10년 넘게 현미채식 체험회를 열어왔기 때문에 이런 오해나 선입견이 얼마나 심각한지 잘 알고 있다. 그래서 일찍이 해결 방법을 마련했다.

현미식에 처음 도전한다면 '현미 카레라이스'나 '잔멸치 현미 볶음밥'부터 맛보는 게 좋다. 현미밥을 평소보다 10~15%정도 되게 지어 카레라이스나 볶음밥으로 만들면 현미를 맛있게 먹을 수 있다. 고들고들한 현미밥을 잘 씹어 먹으면 침이 많이 나오고 부교감신경이 활성화돼 긴장이 누그러지고 기분이 편해진다.

그렇게 생리적·심리적으로 만족하면 늘 먹던 백미보다 오히려 현미가 더 맛있게 느껴진다. 현미채식 체험회에서도 식사 후에 "이렇게 만들어 먹으니 현미도 꽤 맛있죠?"라고 물으면 이제껏 현미에 대해 편견을 갖고 있던 사람들도 모두 고개를 끄덕인다.

　그런데 현미를 먹고 싶어도 체질적으로 맞지 않는 사람이 있다. 대개 체질이 양성인 남성이나 아이들이 그렇다. 이럴 때는 현미와 납작보리를 8:2 또는 현미와 현미찹쌀을 9:1로 섞어 지으면 거부감이 들지 않는다.

　카레라이스나 볶음밥 외에도 현미를 맛있게 먹을 수 있는 음식들이 아주 많다. '현미 단호박 리소토', '현미 단호박 미음'도 있고, 만들기는 조금 번거롭지만 아이들이 좋아하는 '현미 버거'도 좋다. 이 밖에도 가정에서 현미를 이용해 다양한 메뉴와 조리법을 시도해보자(109~110쪽 도표 1-14 현미 요리 레시피). 몇 번 하다 보면 구수한 현미밥과 맛깔난 '매실장아찌 우엉 조림'도 쉽게 만들 수 있다. 나와 가족의 건강을 위한 노력이니 정성을 아끼지 말자.

　식단을 짤 때는 곡물이 식사량의 40~60%를 차지하도록 하는 것이 바람직하다. 특히 현미 위주로 먹으면 우리 몸에 필요한 영양소를 고루 섭취할 수 있다. 그러면 자연히 병치레가 줄어 의료비 부담도 덜고 식비도 아낄 수 있다.

　이 정도로 장점이 많으니 현미채식에 한번 도전해볼 만하지 않은가?

도표 1-14 현미 요리 레시피

현미 단호박 리소토

재료(4인분)

현미밥 4컵, 양파 1/2개, 단호박 200g, 참기름 또는 유채기름 조금, 소금·파슬리 조금씩

이렇게 만드세요

❶ 양파는 다져서 단맛이 날 때까지 기름에 잘 볶는다. 단호박은 한 입 크기로 썰어 양파와 함께 살짝 볶는다.
❷ 현미밥에 물 2컵을 부어 밥알이 불면 ❶을 넣고 고루 섞이도록 끓인다.
❸ 소금으로 간을 하고, 위에 파슬리를 뿌린다.

현미 단호박 미음

재료(4인분)

현미밥 1/2컵, 양파 30g, 단호박 80g, 당근 30g, 물 7컵, 참기름·소금·후추 조금씩

이렇게 만드세요

❶ 양파는 다지고, 단호박과 당근은 작고 얇게 썬다.
❷ 냄비를 달구어 참기름을 두르고 양파를 넣어 단맛이 날 때까지 볶는다. 여기에 단호박과 당근을 넣고 다시 볶아준다.
❸ ❷에 현미밥과 물을 넣고 밥알이 퍼지도록 푹 끓인다.
❹ 소금과 후추로 간을 하고, 믹서로 갈아 되직한 미음을 만든다.

현미 버거

재료(중간 크기 12개 분량)

현미 1.5컵, 연근 중간 것 1/2개, 당근 중간 것 1개, 양파 2개, 생강 1쪽, 밀가루 1/2컵, 빵가루 1컵, 참기름·소금·후추 조금씩, 조미술 3큰술, 간장 2큰술, 맛국물(71쪽) 250cc

이렇게 만드세요

[현미 익혀 말리기]

❶ 현미는 씻어 큼직한 냄비에 담아 약한 불에서 볶는다. 40~60분 지나면 현미가 터지면서 튀기 시작한다. 현미의 10% 정도가 터질 때까지 볶는다.

❷ ❶에 물 9컵(1컵 = 200cc)을 넣고 현미가 다 터질 때까지 끓인다.

❸ 현미를 체에 밭쳐 물기를 빼고 꼬들꼬들하게 말린다. 이때 나온 밥물은 나중에 현미 수프로 써도 된다.

[맛국물 만들기]

❶ 물에 다시마 1장, 무말랭이 1줌, 박고지 10cm 2가닥, 표고버섯 2개, 팥 1줌을 넣고 끓인 후 체에 거른다.

[채소 볶기]

❶ 연근, 당근, 양파는 다지고 생강은 강판에 간다.

❷ 프라이팬을 달구어 참기름을 두르고 양파를 넣어 볶는다. 단맛이 나기 시작하면 연근과 당근을 넣어 볶는다.

❸ 어느 정도 익으면 맛국물을 50cc 붓고 소금, 후추, 간장, 강판에 간 생강을 넣어 섞어가며 볶는다.

❹ 걸쭉해지면 조미술 3큰술을 넣고 다시 살짝 볶은 후 불을 끈다.

[현미 버거 굽기]

❶ 말린 현미와 볶은 채소를 볼에 넣어 고루 섞는다. 여기에 밀가루와 빵가루를 넣어 다시 섞은 후 맛국물 200cc를 부어 잘 섞어준다.

❷ ❶의 반죽을 적당한 크기의 타원형으로 빚는다.

❸ 프라이팬을 달구어 참기름을 두르고, ❷를 넣어 약한 불에서 앞뒤로 노릇하게 굽는다. 기호에 따라 소스를 뿌린다.

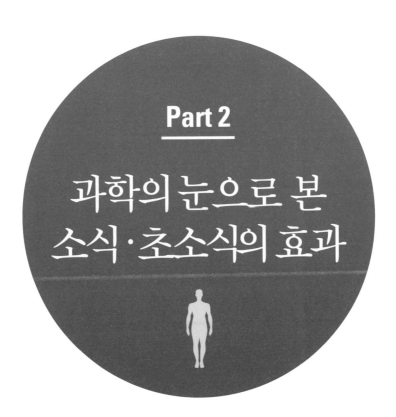

Part 2

과학의 눈으로 본
소식·초소식의 효과

의사도 운동생리학 교수도
내 칼로리 감량 방식에 지극히 부정적이었다.
"생명을 잃을 수도 있다"는 무시무시한 경고도 했다.
그러나 나는 주관적으로도 객관적으로도 아주 건강하다.
원고를 쓰는 이 순간에도 기운이 충만하다.
이 모순을 어떻게 설명해야 할지 난감할 따름이다.
그래서 두 분의 학자에게 그 답을 여쭈었다.
영양학과 면역학의 대가들과 내가 나눈 대화를 통해
나의 '시바타 감량'의 효과를 과학적으로 평가해본다.

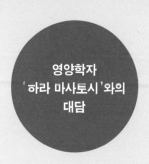

영양학자
'하라 마사토시'와의
대담

하라 마사토시(原 正俊)

의학박사.

하나가쿠인 영양전문학교 교장, 조시에이요대학 객원교수, 초대 후생성 영양지도관.

1935년 나가노현에서 태어났다. 1972년부터 후생성 의무국에서 영양전문관으로 일했으며, 1989년에 후생성 보건의료국 초대 영양지도관이 되었다.

영양학의 선구자로 활약하며 국민건강 향상을 위한 영양관리 계획과 지침을 마련하는 데 주도적인 역할을 해왔다. 후생성 퇴직 후에도 영양학자로서 생활습관병 · 대사증후군 예방을 위한 식생활 지도와 영양사 · 영양관리사 교육에 힘쓰고 있다.

영양학이 평가하는
시바타 감량의 효과

상식적으로는 불가능한 일

제 감량 기록을 읽고 어떻게 느끼셨나요?

하라 : 시바타 씨는 감량 기간 내내 체중과 식단을 기록하고 의료기관에서 여러 차례 건강검진도 받았더군요. 감량 중에 이렇게 신체 변화를 자세히 관찰하고 몸 상태를 철저히 관리했다니 놀랍습니다. 사실은 이런 점에 마음이 끌려 감량 기록을 더 열심히 읽었습니다.

그런데 말이죠, 시바타 씨가 하루에 섭취하는 500kcal는 아주 적은 에너지입니다. 그 정도의 에너지로 활기차게 생활한다니 놀랍습니다. 솔직히 말씀드리면, 그 부분을 과학적으로 설명하기는 곤란합니다. 실제로 시바타 씨처럼 직업을 가진 사람은 하루에 기초대사량의 1.5배 정도의 칼로리를 섭취해야 건강을 유지할 수 있습니다. 국내뿐만 아니라 국제적으로노 이 기준을 따르고 있지요.

저도 이런 기준을 마련하는 일에 오래 관여해왔습니다. 인간의 노동을 '생활활동 강도'라고 합니다. 하루에 필요한 칼로리를 구할 때는 생활활동 강도를 기준으로 보통은 기초대사량의 1.5배, 그보다 강도가 더 높으면 1.7배나 1.8배 등으로 높여서 계산합니다. 그런데 시바타 씨가 하루에 섭취하는 칼로리는 기초대사량의 0.5배조차 되지 않네요.

과학적으로 설명할 수 없는 놀라운 결과

일반적인 경우의 절반에도 못 미치는군요. 이런 일이 가능하다고 생각하십니까?

하라 : 상식적으로는 불가능한 일이지요. 인간의 몸은 '보통'이라는 기준이 있기 때문에 '부족'도 '과잉'도 있는 겁니다. 영양이 모자라면 몸이 약해지고, 그러다 심해지면 영양실조에 감염증이 겹쳐 일어납니다. 영양부족만으로 기력을 잃어 사망하는 경우도 있지만, 대개는 질병을 동반합니다. 반대로 영양 과잉으로 생활습관병에 걸려 사망하는 경우도 있지요.

영양 상태가 부족이나 과잉으로 쏠리지 않으려면 생활활동 강도를 고려해서 기초대사량에 그 양의 50%나 70%를 더한 칼로리만큼 섭취해야 합니다. 시바타 씨의 경우는 더하기는커녕 오히려 빼고도 영양 상태가 정상이었다고 하니 상식적으로 불가능한 일이라고 말씀드린 겁니다.

기록을 보니 '적게 먹고 살면 여러 가지 면에서 긍정적인 변화가 생긴다'고 하던데, 물론 그럴 수도 있겠지요. 시바타 씨가 직접 겪은 일이니까요. 다른 사람에게 자신과 똑같이 하라고 강요하지만 않는다면 시바타 씨의 체험담을 들려주는 것은 얼마든지 괜찮습니다. 법에 어긋나는 일도 아니고요. 더구나 의료기관에서 건강에 이상이 없다는 사실도 확인했으니 트집 잡을 사람도 없을 겁니다.

　그렇군요. 어쨌든 저는 지금 아주 건강하기 때문에 감량 결과에 충분히 만족하고 있습니다.

　하라: 시바타 씨는 한때 체중이 104kg까지 나간 적이 있다고 하셨더군요. 현재 체질량지수가 18 정도라고 하니 감량 과정이 얼마나 힘들었을지 상상이 갑니다. 마약중독자가 마약을 끊는 것만큼 대단한 의지가 필요한 일이니까요. 비만에서 완전히 벗어나니 몸도 정말 좋아지셨고요. 게다가 하루에 500kcal만 섭취하고도 이렇게 더운 날에 워킹까지 한다니 놀랍기만 합니다.

소식 · 초소식의 유효성

　제 감량 결과를 보시고 '하루 권장 칼로리 = 기초대사량 × 1.5'라는 기준을 재검토해야겠다고 생각하지 않으셨나요?

　하라: 앞에서 말했지만 칼로리 섭취의 기본은 영양 상태를 '보통', 즉 적정 수준으로 유지하는 것인데, 시바타 씨의 경우는 턱없이 모자라거든요. 그러니 '하루 권장 칼로리 = 기초대사량 × 1.5'라는 기준은 그대로

지켜져야 합니다.

하지만 저칼로리 식사가 치료 방법으로서는 효과적일 수도 있습니다. 예를 들어 당뇨병 환자가 자신의 기초대사량을 기준으로 혈액의 상태나 혈당치를 체크하면서 섭취 칼로리를 조절할 수는 있습니다. 건강한 사람과 마찬가지로 생활할 수 있도록 병을 치료하기 위한 하나의 방법으로 수용할 수는 있다는 말이지요.

식사할 때 배를 80%만 채우는 것이 건강에 좋다고들 하는데, 이에 대해서는 어떻게 생각하시는지요?

하라 : 꼭 80%가 아니더라도 60%만 채우는 사람도 있고, 배가 절반만 차도 숟가락을 놓는 사람도 있지요. 자신의 의지로 그렇게 하는 것은 괜찮습니다.

다만 식사를 통해 섭취 칼로리를 늘리거나 줄일 때는 기초대사량을 기준으로 삼아야 한다는 사실은 꼭 알고 있어야 합니다. 이런 책은 특히 다이어트를 하는 여성들에게 인기가 있는데, 감량 과정과 결과를 참고해서 자신의 건강 상태에 맞게 계획적으로 섭취 칼로리를 줄인다면 문제가 없지만 무리해서 하거나 남에게 억지로 시키는 일은 절대 없어야 합니다.

기초대사량은 높아야 좋다

이번 감량을 통해 인체의 적응력이 얼마나 대단한지 알았습니다. 다른 사람들도 자신에게 그런 능력이 있다는 것을 알아야 하지 않을까요?

하라 : 처음 반단식을 할 때는 견디기 힘드셨죠? 그래도 1년간 꾸준히 소식·초소식 감량을 했더니 몸이 적응해 이제는 하루에 500kcal만 섭취해도 속이 아주 편하다고 쓰셨더군요. 체중을 단계적으로 줄여서 마침내 목표 체중에 도달하고, 현재도 그 체중을 유지하면서 활기차게 생활하는 것을 보면 인체의 적응력과 시바타 씨의 감량 방법이 상승 효과를 낸 것 같습니다. 3일간의 반단식에 이은 소식과 초소식을 한 달 주기로 반복하는 것은 몸이 공복 상태에 빨리 적응하고 요요현상도 막을 수 있다는 점에서 아주 효과적인 방법이라고 생각합니다.

워킹 같은 가벼운 운동을 하거나 일상생활에서 신체 활동량을 늘려서 기초대사율을 높이는 방법도 건강에 유익하지 않을까요?

하라 : 현재 국민건강 증진을 위한 교육 내용에도 기초대사율은 높은 상태를 유지하는 것이 좋다고 되어 있습니다. 기초대사율이 높으면 에너지 소비가 늘어나 다소 많이 먹더라도 쉽게 비만이 되지 않기 때문이지요. 반대로 기초대사율이 낮으면 조금만 과식해도 살이 찝니다. 체중이 같은 경우에 기초대사량은 근육의 양에 비례하기 때문에 국가에서도 꾸준히 운동을 하라고 권하는 겁니다. 그런데 여성 중에는 그저 날씬해지고 싶다는 생각에 운동은 하지도 않고 먹는 양만 줄이는 경우가 참 많아요. 그러면 기초대사율이 크게 떨어지기 때문에 어쩌다 친구라도 만나 평소보다 많이 먹으면 금세 살이 붙고 요요현상도 쉽게 일어나게 됩니다.

신체 활동량과 식사 횟수

선생님이 생각하는 바람직한 식습관은 어떤 것인가요?

하라 : 신체 활동량이 많거나 육체노동을 하는 사람은 하루에 세 끼를 먹는 것이 좋습니다. 그렇다고 스모 선수처럼 되지는 않아요. 오히려 하루 세 끼를 다 챙겨 먹으면 그런 체격을 가질 수가 없어요. 스모 선수들은 이른 아침부터 지치도록 훈련을 합니다. 배가 고플 대로 고파지면 목욕을 하고, 그제야 아침 겸 점심을 먹습니다. 식사를 마치면 잠시 쉬었다가 낮잠을 잡니다. 그렇게 해야 스모 선수 특유의 몸이 되지요. 거대한 몸을 만들려면 어쨌든 많이 먹고 푹 자야 하니까요. 그래서 스모 선수 중에는 당뇨병에 걸리는 사람이 꽤 많습니다. 옛날에는 '잘 먹으면서 당뇨병에 걸리지 않아야 스모 선수가 될 수 있다'고 했을 정도니까요.

하쿠호쇼(2007~2011년 최우수 스모선수상 수상)도 몽골에서 왔을 무렵에는 체격이 저랑 비슷했습니다. 10대에 와서 그때부터 먹으란 대로 계속 먹고 나중에는 먹는 게 괴로워서 울면서 먹었다고 하더군요. 그렇게 몸을 만들어 최고의 자리에까지 오르게 된 것이지요.

대학 시절 친한 친구가 스모 동아리에 있었어요. 그래서 지금 선생님이 하신 말씀이 어떤 내용인지 잘 압니다.

하라 : 스모 선수의 예만 보더라도 건강을 위해서는 하루에 세 끼를 다 먹는 것이 좋다고 생각합니다. 시바타 씨는 꼭 두 끼만 먹어야 한다면 위장이 오래 쉴 수 있도록 아침보다는 저녁을 거르는 것이 낫다고 하셨죠? 그 말씀도 일리는 있습니다만, 저녁을 제 시간에 먹고 아침까지 아무것

도 먹지 않더라도 그 정도 시간이면 위장이 충분히 쉴 수 있습니다. 아침 식사를 영어로 breakfast[단식(fast)을 멈춘다(break)]라고 하는 이유도 그 때문이지요. 더구나 뇌는 하루에 필요한 칼로리의 20% 정도를 사용하는 데다 에너지를 저장하지도 못하기 때문에 아침은 반드시 먹어야 합니다.

요컨대 하루 세 끼를 규칙적으로 먹고 잠을 충분히 자면 위장의 부담을 덜 수 있지요. 직장에 다니는 사람이 건강을 위해 주말을 이용해서 반단식을 하는 것은 나쁘지 않다고 봅니다. 아까도 말했지만, 섭취 칼로리를 줄이는 것이 치료를 위한 방법인 경우라면 괜찮지요.

내 몸속에 영양소 생산 공장이 있다

저는 단당류를 섭취할 때와 다당류를 섭취할 때 몸이 무척 다른 반응을 보였습니다. 선생님도 혹시 그런 경험이 있습니까?

하라 : 감량 초기에 허기를 견디지 못해 단것을 드셨다고 하셨죠? 그때 백설탕을 먹으면 머리가 아팠는데, 바나나 조청을 먹었더니 그렇지 않더라고 쓰여 있더군요. 저는 그 정도로 뚜렷한 차이를 느낀 적이 없어 잘 모르는 데다, 실험으로 단당류와 다당류의 차이를 조사할 때도 대개 동물을 이용하기 때문에 주관적인 반응을 알아내기는 곤란합니다. 쥐에게 머리가 아프냐고 물어볼 수 없는 일이니까요. 그런 점에서 시바타 씨의 체험은 좋은 정보가 될 수 있을 것 같군요.

영양학의 관점에서 제 식단을 어떻게 평가하시나요?

하라 : 식단을 살펴봤는데 영양적으로는 별 문제가 없어 보입니다. 알다시피 '영양 섭취'와 '건강' 사이의 인과관계에는 과학적 원리가 성립됩니다. 따라서 결과가 좋다는 것은 그만큼 음식에 영양이 골고루 들어 있다는 뜻이겠지요.

다만 그 과정을 자세히 설명하기는 좀 어렵습니다. 알부민 수치에 관한 이야기도 있던데, 그걸 보니 후생성(현 후생노동성)에 근무했을 때가 생각나더군요. 일반 건강검진 항목을 선정하는 과정에서 알부민 수치를 넣으려고 애를 썼는데 결국 채택되지 못해 아쉬웠지요.

단백질은 인체의 형태와 기능을 유지하는 매우 중요한 성분입니다. 알부민 수치를 보면 우리 몸에 단백질이 충분한지 아닌지를 알 수 있어요. 알부민 수치가 3.8~5.3g/dL 범위에 들면 정상이고, 3.5g/dL 이하일 때는 영양이 부족하다고 봅니다. 시바타 씨는 올 1월과 3월에 알부민 검사를 했는데 두 번 다 4.2g/dL로 나왔더군요. 이것은 아주 놀라운 사실입니다. 하루에 500kcal 식단으로 인체에 매우 중요한 단백질을 충분히 섭취했다는 이야기가 되니까요. 또 모발 미네랄 검사로 체내에 미량 미네랄이 부족하지 않다는 것도 확인하셨더군요.

지극히 적은 칼로리의 식사로 영양소를 충분히 섭취할 수 있다는 것은 이해가 잘되지 않습니다. 논리에는 맞지 않지만 혹시 시바타 씨 몸속에 영양소를 생산하는 공장이라도 있는 게 아닐까 하는 생각이 들 정도입니다.

절약 유전자

제가 하루에 500kcal만 섭취하고도 건강하게 생활하는 것을 영양학의 관점에서 설명할 수 있을까요?

하라 : 최근에 의학계에서는 인간에게 '절약 유전자'라는 것이 있다고 말합니다. 실제로 소량의 칼로리로도 활기차게 생활하는 사람들이 있거든요. 현재로서는 전 세계에서 일본인과 미국의 피마 인디언만이 절약 유전자를 가지고 있다고 알려져 있습니다.

특히 일본인은 무려 약 40%가 유전적으로 기근에 잘 견딘다고 합니다. 반대로 말하면, 그런 사람들은 적게 먹어도 당뇨병에 쉽게 걸립니다. 일본인과 마찬가지로 절약 유전자를 가진 피마 인디언들에게 당뇨병 환자가 매우 많은 것을 보더라도 이를 잘 알 수 있습니다.

절약 유전자가 있으면 먹고 마신 음식물을 효과적으로 몸에 저장하고 지속적으로 이용할 수 있기 때문에 칼로리를 적게 섭취해도 살 수 있습니다. 민족의 기원이나 역사, 환경을 고려할 때 일본은 섬나라라는 특별한 상황이 원인으로 작용한 것 같습니다.

사실 소식과 초소식만 먹고도 일상생활을 제대로 할 수 있는 것은 특수한 경우입니다. 기록을 보면 의사가 "계속 이렇게 먹다가는 앞으로 건강에 문제가 생길 것"이라고 지적한 대목이 나오더군요. 그분의 말이 틀리지 않습니다. 하루에 500kcal로 생활하는 것은 과학적 논리로는 맞지 않거든요. 그러나 만약 시바타 씨가 절약 유전자를 갖고 있다면 그런 상황도 충분히 일어날 수 있습니다.

아무래도 시바타 씨는 그런 특별한 유전자를 가진 분 같습니다. 절약 유전자를 가진 사람이 계속 소식을 한다면 시바타 씨와 마찬가지로 좋은 결과를 얻게 될 가능성이 높겠지요.

소식 · 초소식 감량의 건강 효과

소식 · 초소식을 해도 건강하게 생활할 수 있다는 것을 실험으로 확인할 수는 없나요?

하라: 저는 줄곧 후생성에서 국민건강 증진을 위해 일해왔습니다. 국가 입장에서는 국민이 한 사람이라도 더 건강해지기를 바랍니다. 건강해지면 생활의 질도 높아지기 때문에 다양한 관점에서 방법을 찾고 정책을 마련하는 것이지요.

그러나 기아는 일종의 학대입니다. 국민건강을 위한 일이라고 해도 사람을 상대로 기아의 효과를 확인하는 것은 윤리적으로 허락되지 않습니다. 동물 실험도 마찬가지입니다. 운동 검사에서 동물이 게으름을 피우지 않게 자극을 주는 것도 규정에 위반됩니다. 동물이 싫어하는 것을 왜 시키느냐는 것이지요. 이런 상황인 만큼 시바타 씨의 이번 사례는 감히 얻을 수 없는 매우 가치 있고 유용한 자료가 될 것입니다. 그런 점도 높이 평가하고 싶군요.

건강관리도 교양의 하나

건강에는 '몸에 병이 없어 튼튼한 상태' 이상의 의미와 가치가 있다고 생각합니다. 국민의 건강관리를 위해 정책을 마련할 때도 이런 개념을 고려하나요?

하라 : 국민이 건강해지면 생활의 질이 높아집니다. 그러면 자연히 의료비도 줄어들지요. 그 반대도 마찬가지입니다. 생활의 질을 중시하면 다들 건강해지려고 애씁니다. 단지 질병만 피하면 된다는 소극적인 수준을 넘어서게 되지요.

국민건강 증진을 위한 정책을 마련하는 과정에서 제가 주로 했던 일은 식생활에 관련된 기초사항을 결정하는 것이었습니다. 보건행정의 근본을 세우는 중요한 업무이기는 하지만 한편으로는 국가가 개인의 일에 참견하는 것 같아 좀 못마땅하게 생각했었지요. 건강을 내세워 실제로는 국민들에게 이런저런 제약을 가했기 때문입니다.

요즘은 많이 달라졌습니다. 국민건강의 개념을 한 수준 더 높게 평가해 식품의 생산 방법부터 고른 영양 섭취를 위해 식품을 선택히고 조합하는 방법, 식문화에 이르기까지 유용한 정보와 지식을 제공합니다. 또 바른 식습관을 교육하는 등 식생활 전반에 관해 적극적으로 지도하고 있습니다.

건강관리는 개인적인 문제이니 스스로 해결해야 한다는 말씀인가요?

하라 : 그렇습니다. 건강관리는 국가가 개입하기 이전에 먼저 국민 스스로 건강의 소중함을 깨달아 건강을 지키고 더 좋아지도록 애써야 합니다. 지식이나 정서, 도덕과 같이 자신의 건강을 관리하는 것도 교양의 하나로 여겨 몸으로 익히는 것이 가장 바람직하지요.

저는 전쟁을 겪은 세대입니다. 전쟁 중에도 전쟁이 끝난 후에도 집은 여전히 가난했지요. 설탕 같은 건 보지도 못했어요. 그 시대에는 전염병 같은 감염증이 많았습니다. 그러나 얼마 안 있어 경제는 엄청난 속도로 성장해서 올림픽을 치를 정도가 되었지요. 생활에 여유가 생기고 먹을 것도 많아졌습니다. 그러자 그에 비례하듯 당뇨병 환자들이 급격히 늘어났습니다. 물자가 풍부해지면 그것을 지혜롭게 다룰 수 있도록 지식과 교양을 갖추는 것이 마땅합니다. 그것이 균형을 이루지 못해 결국 생활습관병이 만연하게 된 것이지요.

자신의 몸은 자신이 가장 잘 알아야 한다

좋은 의견 주셔서 고맙습니다. 끝으로 독자들을 위해 효과적인 건강관리법을 알려주셨으면 합니다.

하라 : 시바타 씨도 말씀하셨듯이 요즘은 이게 좋다고 하면 이리 몰리고, 저게 좋다고 하면 저리 몰리는 사람들이 많습니다. 그런 주관과 원칙이 없는 행동과 판단이 가장 위험합니다. 건강관리에서는 반드시 책을 통해 구체적인 지식을 익히고 나서 실행하는 것이 기본입니다. 대충 보고 들은 것이나 입소문 따위에 휩쓸려 성급히 행동으로 옮기면 건강을 해치거나 심하면 돌이킬 수 없는 부작용을 겪을 수도 있습니다.

인간은 원래 건강해야 하고, 건강해야 삶을 즐기며 살 수 있습니다. 인간을 건강하게 만드는 것은 음식입니다. 먹는 것은 본능적인 행위이자 일상적인 행위입니다. 그래서 더더욱 정확한 정보와 지식으로 좋은 식품을 고르고, 영양이 잘 흡수되게 조리하며, 외식할 때는 자신의 체질에 맞는 메뉴를 선택할 줄 알아야 합니다. 바른 식습관을 갖는 것도 자기 관리의 하나이지요.

건강검진도 소홀히 하면 안 됩니다. 불쾌한 증상이 나타나면 무시하거나 때를 넘기지 말고 병원을 찾아 정확한 진단을 받도록 하세요. 건강은 생각날 때만 챙기는 것이 아니라 늘 지키는 것입니다. 그런 의식을 갖고 살아야 해요.

자신의 몸은 자신이 가장 잘 알고 있습니다. 또 그래야만 합니다. 영양·운동·휴식이 건강을 만듭니다. 평소에 자신에게 맞는 건강법이나 운동법을 찾고 관심을 기울이는 습관이 중요합니다. 정보의 바다에서 허우적대거나 아예 무관심한 태도는 금물이지요. 시대가 시대인 만큼 자신에게 유용한 정보를 지혜롭게 취사선택할 수 있는 능력도 갖춰야 합니다.

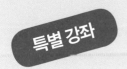

물질대사와 세포에 관한
기초 지식

지구가 오랜 기근의 역사를 거듭하는 동안에도 그 상황에 적응해서 살아남은 생물이 있다. 적은 식량을 체내에서 효율적으로 이용하게 하는 유전자를 진화 과정에서 획득했기 때문이다. 이 가설의 주인공은 바로 '절약 유전자'다. 인류를 오늘날까지 생존하게 만든 고마운 유전자이지만, 먹을 것이 풍부한 지금에는 생활습관병을 부르는 성가신 존재가 돼버렸다.

내가 조금만 먹고도 건강하게 사는 이유를 두고 "절약 유전자를 가졌다거"나, "몸속에 영양소를 생산하는 공장이 있다"거나, 심지어 "자기암시로 체내 대사활동을 조절한다"는 등 의견이 분분하다. 그러나 세계적 면역학자인 아보 도오루 선생은 "세포의 특별한 능력 때문"이라고 말한다. 그 내용을 이해하려면 물질대사와 세포에 관한 기본 개념을 알아야 하기에 여기에 정리해두었다.

다량영양소와 미량영양소

영양소에는 매일 많은 양을 섭취해야 하는 다량영양소와 매우 적은 양이라도 반드시 섭취해야 하는 미량영양소가 있다. 다량영양소는 '3대 영양소'라고 하는 단백질, 탄수화물, 지방이다. 미량영양소는 비타민과 미네랄이다.

단백질은 인체를 구성하는 주요 물질로 기본단위는 아미노산이다. 아미노산이 사슬처럼 연결돼 단백질의 기본구조를 이룬다. 하라 마사토시 선생이 강조했던 '알부민'도 단백질의 하나로, 역시 아미노산으로 구성돼 있다.

식사로 섭취한 단백질은 소화기관에서 아미노산으로 분해, 흡수되어 우리 몸의 형태와 기능을 유지하는 데 쓰인다. 단백질은 효소와 호르몬의 주성분으로서 생리기능을 조절하고, 항체의 성분으로서 면역기능에 관여한다. 또 헤모글로빈을 구성하여 산소를 운반하고, 근육운동이 일어나게 한다. 게다가 체내에 탄수화물이나 지방이 부족할 때는 에너지원으로 쓰인다.

탄수화물은 우리 몸의 주요 에너지원이다. 신속하게 사용될 뿐만 아니라 글리코겐으로 저장되었다가 필요할 때 효소에 의해 분해되어 에너지를 공급한다. 결합조직이나 세포막 등 생물의 형태를 만드는 물질로도 쓰인다. 또한 지방은 세포막의 중요한 구성성분이며 피부 밑, 근육, 골수, 내장 표면에 에너지 저장 조직으로 축적되었다가 체내에서 산화돼 에너지를 낸다.

비타민은 몸에서 다른 영양소의 분해나 합성에 관여하며, 효소계에 작용해 3대 영양소가 원활하게 대사될 수 있도록 돕는다. 미네랄은 인체의 구성성분이며 효소 작용, 근육 수축, 신경 반응, 혈액 응고에 관여해 인체의 생리기능을 조절한다. 우리가 잘 아는 미네랄에는 칼슘, 나트륨, 칼륨, 철, 불소, 아연 등이 있다.

영양소 흡수 과정

우리는 매일 식사로 영양소와 수분을 섭취하며, 호흡으로 산소를 받아들인다. 우리 몸은 수많은 세포로 이루어져 있으며 그 세포는 흡수된 영양소를 분해하여 생명활동에 필요한 에너지를 얻는다. 그 과정에서 생긴 노폐물은 대변과 소변, 땀, 날숨 등을 통해 몸밖으로 나간다. 이같이 세포에서 이루어지는 영양소의 흡수와 이용, 배설에 관해 좀 더 자세히 알아보자.

음식에서 흡수한 영양소와 호흡으로 받아들인 산소는 세포 속에서 '해당 과정→TCA 회로→전자전달계'의 3단계를 거친다. 이때 ATP(adenosine triphosphate, 아데노신3인산)가 생성된다. ATP는 세포 내 생명활동에 이용되는 에너지 저장 물질로, 세포에서 일어나는 여러 생명활동에 직접적인 에너지원으로 이용된다. 예를 들어 근육섬유가 수축할 때나 기초대사에도 ATP가 에너지로 쓰인다.

세포 호흡 중 해당 과정은 세포질에서 일어나고, TCA 회로와 전자전달계는 세포 내 소기관인 미토콘드리아에서 일어난다. 그중에서 TCA 회로는 기초대사와 관계가 깊다. 앞에서도 말했지만 체중이 같은 경우에는 근육의 양이 많을수록 기초대사량이 증가한다. 근육에는 '속근'과 '지근' 두 가지가 있다. 근육의 색에 따라 각각 백색 근육과 적색 근육으로 불린다. 속근(백색 근육)은 신체 표면에 많으며, 달리거나 뛰거나 들어올리는 동작처럼 숨을 멈추고 빠르고 강한 힘을 내는 운동을 담당한다. 한편 지근(적색 근육)은 신체 내부에 많고 심장과 폐를 움직이며, 골격을 지탱하고, 혈관을 수축시켜 혈액순환을 유지하는 등 생명활동에 깊이 관여한다.

기초대사량은 생명현상을 유지하기 위해 쓰이는 최소한의 에너지이므로 속근보다는 지근과 관계가 깊다. 지근에는 모세혈관이 많이 분포돼 있어 산소가 풍부하게 공급되기 때문에 에너지 소비도 많다. 따라서 지근이 많아지면 그에 비례해서 기초대사량도 증가한다. 지근은 산소 호흡으로 생성되는 ATP를 에너지로 이용하기 때문에 쉽게 지치지 않는다. 이런 점에서 기초대사량을 늘리려면 보디빌더처럼 울퉁불퉁한 근육을 키우는 운동보다는 천천히 오래 하는 태극권이나 워킹 같은 유산소운동이 효과적이다.

비만과 세포의 관계도 살펴보자. 몸을 잘 움직이지도 않으면서 많이 먹기만 하면, 다시 말해 소비하는 에너지보다 더 많은 에너지를 섭취하면 어떻게 될까? 3대 영양소는 모두 에너지원으로 쓰이지만 특히 지방은 단위 질량당 가장 많은 에너지를 내며 저장에너지원으로 이용된다. 지방은 세포 속에서 크게 부풀어 다른 세포 요소를 압박한다. 돼지의 비계는 이 지방세포의 덩어리이고, 쇠고기의 마블링은 근육 사이에 지방이 섞인 것이다. 인간도 지나치게 살이 찌면 배나, 엉덩이, 허벅지 등에 비계나 마블링처럼 지방이 쌓이게 된다.

마지막으로 '대사'에 대해 간단히 알아보자. 대사는 흔히 신진대사(물질대사)라고 하며, 영어로는 메타볼리즘(metabolism)이라고 한다. 메타볼릭신드롬(metabolic syndrome), 즉 대사증후군은 대사기능에 장애가 생긴 상태란 뜻이 된다. 대사는 생명활동을 위해 생체 내에서 일어나는 물질의 합성이나 분해와 같은 모든 화학 반응을 말한다. 세포는 대사를 통해 세포를 구성하는 물질을 합성하거나 생명활동에 필요한 에너지를 얻는다. 대사가 일어날 때는 반드시 에너지가 흡수되거나 방출되는 에너지의 출입이 따른다. 대사 과정에서는 수없이 많은 화학 반응이 계속 일어나기 때문에 화학 반응을 촉진하는 효소가 매우 중요한 역할을 한다.

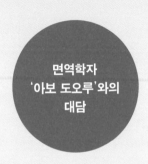

아보 도오루(安保 徹)

세계적인 면역학자. 니가타대학 대학원 의치학 통합연구과 교수.

1947년 일본 아오모리현에서 태어났으며, 도호쿠대학 의학부를 졸업했다.

기존의 접근 방식과 차별화된 독자적인 면역 이론으로 현대의학의 한계에 도전하고 있다.

2000년에는 위궤양의 원인이 위산이 아닌 과립구에 있다는 이론을 미국 의학 학술지에 발표해 의학계에 큰 반향을 일으켰다.

다수의 논문 발표와 강연 및 저술을 통해 면역학 분야의 세계적인 권위자로 인정받으며 활발히 활동하고 있다.

세포의 특별한 능력에서 찾은
소식·초소식의 비밀

기초대사의 방사선 반응

제 감량 기록을 읽고 어떻게 느끼셨는지 말씀해주시겠습니까?

아보 : 사람들은 시바타 씨가 기초대사량의 절반에도 못 미치는 칼로리로 건강하게 사는 것을 두고 상식적으로 불가능한 일이라고들 하지요? 그렇게 말하는 이유는 기초대사에서 화학 반응만 생각하고 방사선 반응을 무시했기 때문입니다. 세포가 방사선으로 에너지를 얻기 때문에 실제 섭취한 칼로리보다 훨씬 더 많은 양의 에너지를 사용할 수가 있는 것이지요.

세포 속에는 칼륨이 많은데, 그 이유도 방사선을 흡수하기 위해서라고 생각합니다. 칼륨은 보통 원자량이 39(칼륨39)입니다. 그런데 칼륨39와 양성자 수는 같고 중성자 수가 하나 더 많아 원자량이 40인 칼륨(칼륨40)

이 있어요. 방사성 동위원소인 칼륨40은 지구 탄생과 동시에 생성되었는데 화석이나 바다, 식물에 들어 있는 칼륨 전체의 0.012%밖에 되지 않습니다. 칼륨40은 일반 칼륨보다 중성자가 하나 더 많다고 했는데, 이 중성자가 붕괴되면서 전자가 방출돼 양성자가 됩니다. 이때 방사선이 나오면서 칼륨40은 칼슘이 됩니다. 원소주기율표를 보면 칼륨 바로 오른쪽 옆에 칼슘이 있어요. 방사선을 내는 칼륨으로도 칼슘이 생성되기 때문에 칼슘을 따로 섭취하지 않아도 뼈가 튼튼하고 소량의 채소나 녹즙으로도 건강을 유지하는 사람이 많은 것이지요. 이것이 바로 시바타 씨가 조금만 먹고도 건강하게 생활하는 비밀입니다.

세포의 두 가지 에너지 생성 방식

내용이 어려워서 이해가 잘되지 않는데, 좀 더 쉽게 설명해주시겠습니까?

아보 : 우리 몸은 에너지를 사용해서 활동합니다. 그 에너지를 생성하는 시스템이 두 가지 있습니다. 하나는 산소를 이용하지 않고 포도당을 분해해서 에너지를 만드는 '해당계'이고, 다른 하나는 산소를 이용해서 에너지를 만드는 '미토콘드리아계'입니다. 133쪽 도표 2-1은 세포의 구조를 간략하게 나타낸 것인데, 왼쪽에 있는 것이 '해당계'이고 오른쪽에 있는 것이 '미토콘드리아계'입니다.

미토콘드리아계는 다시 TCA 회로와 전자전달계로 나뉩니다. 전자전달계는 우리가 채소 등을 통해 흡수한 칼륨이 내는 방사선을 이용합니다. 앞에서 말했듯이 칼륨의 0.012%는 방사선을 내는 칼륨40인데, 그 방사선을 이용해서 전자전달계가 기능합니다. 그래서 미토콘드리아계에서는 실제 우리가 음식을 먹고 연소시킨 것 이상의 에너지가 나오게 되는 것이지요.

내용을 정리하면, 우리 몸의 해당계에서는 세포로 흡수된 포도당이 분해되어 ATP가 생성되고, 미토콘드리아계에서는 TCA 회로와 전자전달계를 거쳐 ATP가 생성됩니다. 이때 전자전달계는 칼륨40이 내는 방사선을 이용하기 때문에 막대한 양의 에너지를 얻을 수 있는 것이지요. 쉽게 말하면 미토콘드리아가 세포 속에서 작은 원자로 역할을 하기 때문에 에너지를 효율적으로 만들어낼 수 있는 겁니다.

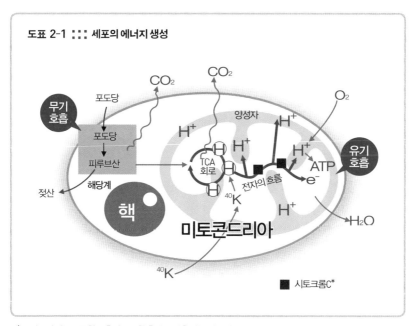

도표 2-1 ::: 세포의 에너지 생성

*동식물의 세포를 통한 호흡에 중요한 촉매 구실을 하는 색소 단백질

해당계와 미토콘드리아계 중 어느 쪽에서 생성된 에너지를 이용하느냐에 따라 세포의 기능도 달라지나요?

아보: 해당계는 산소 공급이 없는 상태에서도 에너지를 생성할 수 있습니다. 순발력이 뛰어난 속근은 산소를 적게 쓰기 때문에 단거리 달리기에서는 해당계에서 만들어진 에너지를 이용합니다. 또 세포가 분열할 때도 해당계에서 만들어진 에너지를 이용합니다. 그래서 정자같이 분열이 왕성한 세포에는 미토콘드리아가 매우 적습니다.

반면 미토콘드리아계는 산소를 이용해서 에너지를 생성합니다. 지구력이 뛰어난 지근은 산소를 많이 쓰기 때문에 워킹, 마라톤과 같이 시간이 오래 걸리는 유산소운동은 주로 미토콘드리아계에서 만들어진 에너지를 이용합니다. 뇌나 심장, 골격근의 세포도 마찬가지이지요.

지난 북경 올림픽에서 S사의 전신수영복이 화제가 되었는데, 여기에는 한 가지 비밀이 있습니다. 그 수영복의 특징은 몸을 꽉 조이는 것입니다. 그래서 수영복을 입으면 혈액순환이 잘되지 않습니다. 그러면 산소 공급이 줄어들겠지요. 이런 상황에서는 미토콘드리아계보다 해당계에서 에너지를 생성하는 것이 더 유리합니다. 그래서 순발력이 중요한 50m나 100m 단거리 종목에서 그 수영복을 입으면 경기력이 향상됩니다. 하지만 800m나 1,500m와 같이 지구력이 필요한 장거리 종목에서는 오히려 성적이 떨어지게 되겠지요. S사의 전신수영복에 숨은 스포츠 과학의 비밀이 바로 이것입니다.

미토콘드리아와의 공생

미토콘드리아에 대해 좀 더 자세히 알려주시겠습니까?

아보 : 지금으로부터 20억 년 전에 지구에는 해당계에서 에너지를 얻는 원시생물이 살고 있었습니다. 그것이 바로 우리의 조상이지요. 그런데 시아노박테리아(남세균)라는 세균이 광합성을 할 수 있게 되자 산소가 생성되어 대기 중에 증가하기 시작했습니다. 산소에 민감했던 우리 조상들은 멸종의 위기에 내몰리게 되었지요. 바로 그때 미토콘드리아가 나타나서는 원시생물의 세포 속에 들어가 둥지를 틀었습니다. 그러다 결국 한 몸이 되었지요.

함께 살기는 하지만 한쪽은 산소를 싫어하고 다른 한쪽은 산소를 좋아합니다. 애초부터 사이좋게 살기는 어려웠기 때문에 티격태격 싸우다 무려 8억 년이 지나서야 드디어 서로 도움을 주고받는 진정한 공생관계를 맺게 되었습니다. 그것이 지금으로부터 12억 년 전의 일입니다. 그 덕에 지금의 우리가 있게 된 것이지요.

산소를 싫어하는 모체에 산소를 좋아하는 미토콘드리아가 들어가 함께 살고 있으니 결국에는 산소의 공격으로 모체가 죽게 되겠지요. 그것이 노화입니다. 노화되면 자손이 끊어질 테니 어떻게 해서든 이를 막아야 합니다. 궁리 끝에 정자는 미토콘드리아가 거의 없어 에너지 생성을 해당계에 의존하는 생명체로 살고, 반면 난자는 세포 하나에 미토콘드리아가 10만 개나 되는 생명체로 살기로 했습니다. 정자와 난자가 각각 해당계와 미토콘드리아계의 대표 선수가 된 것이지요.

20억 년 전, 세포에 미토콘드리아가 들어가 한 몸이 된 것을 정자와 난자가 재현한 것이 바로 생식입니다. 노화되어 죽지 않도록 일종의 '리셋'을 하는 것이지요.

적게 먹어도 살 수 있는 저 같은 사람은 해당계보다는 미토콘드리아계에서 만든 에너지를 많이 이용할 테니 정자보다는 난자 쪽에 가깝겠군요.

아보: 정자의 생산은 온도의 영향을 많이 받습니다. 태아 때 몸 안에서 만들어진 고환이 나중에 몸밖으로 나오는 이유도 온도를 낮추어 세포 분열을 촉진하기 위해서지요. 정자의 세포 분열은 산소가 필요 없는 해당계에서 만든 에너지를 이용해 저체온에서 이루어지게 됩니다.

일본의 니가타에서는 예부터 1년 중 가장 추운 2월에 장성한 남성의 맨살에 찬물을 끼얹어 자손 번영을 비는 축제가 열렸습니다. 방금 설명드린 원리로 보자면 축제의 목적과 방법이 이치에 어긋나지 않습니다.

앞에서 세포의 모체는 산소를 싫어하기 때문에 결국 노화되어 죽게 된다는 이야기를 했었지요? 그런데 늙지도 죽지도 않는 불로불사(不老不死)의 세계에 사는 것이 있습니다. 바로 암입니다. 암은 끊임없이 분열하지요. 세포 분열에 적합한 환경은 저산소·저체온 상태입니다. 따라서 우리 몸에 암이 생겼다는 것은 산소가 필요 없는 해당계가 미토콘드리아계보다 더 주도적으로 에너지를 생성하고 있다는 뜻입니다. 반대로 해석하면, 암을 극복하기 위해서는 산소를 이용해 에너지를 생성하는 미토콘드리아계가 해당계보다 우세해지도록 하면 되는 것이지요. 그러려면 몸을 따뜻하게 해야 합니다.

몸이 따뜻하면 미토콘드리아가 늘어납니다. 그래서 여성은 따뜻한 곳에서 몸이 편하고, 반대로 남성은 추운 곳에서 몸이 편해집니다. 일본에서 여성이 가장 오래 사는 지역은 오키나와입니다. 기온이 높아 몸이 따뜻해지기 때문에 미토콘드리아계가 활동하는 데 유리하기 때문이지요. 남성이 가장 오래 사는 지역은 나가노현입니다. 기온이 낮고 공기도 희박해서 해당계가 활동하는 데 유리합니다.

이렇게 생각하면 그동안 알지 못했던 여러 가지 비밀이 한 번에 다 풀리지 않습니까?

해당계와 미토콘드리아계의 조화

적게 먹는 것이 에너지 생성 방식과 어떤 관계가 있는지 설명해주시겠습니까?

아보 : 태아는 세포 분열이 왕성합니다. 게다가 뱃속에서 자주 몸을 움직이고 가끔은 세게 발길질도 하지요. 엄청난 속도로 세포가 분열하고 순간적으로 빠르고 강한 힘을 내기도 하기 때문에 갈수록 태아의 세포에는 미토콘드리아가 줄어듭니다. 그러다가 자궁 밖으로 나와 스스로 숨을 쉬어 산소를 받아들이면 이제 미토콘드리아계가 힘을 내기 시작합니다. 그러면 암세포 못지않게 활발하던 세포 분열이 서서히 억제되면서 안정되어 유아기 성장 수준을 유지합니다.

아이들은 15~18세 정도가 되면 더 이상 자라지 않습니다. 해당계의 주된 업무가 크게 줄어들게 되지요. 하지만 순발력은 계속 필요하기 때문에 해당계가 완전히 쉬지는 않습니다. 그렇게 미토콘드리아계와 해당계가 힘의 조화를 이루어 20대에서 60대를 지나게 됩니다.

그런데 그 기간에 너무 많이 먹으면 영양분이 계속 해당계로 들어가게 되고, 일과 스트레스로 몸과 마음을 혹사시키면 저산소·저체온 상태가 되어 그동안 몸이 잊고 있던 세포 분열이 다시 시작됩니다. 바로 암이 생기는 것이지요. 해당계와 미토콘드리아계가 균형을 이루도록 생활하면 질병을 막아 누구나 오래도록 건강하게 살 수 있습니다.

인체의 에너지 생성 방식에도 '중용'이 필요하군요.

아보 : 그런데 말이지요, 어느 시기가 되면 다시 미토콘드리아계가 우세해지기 시작합니다. 이슬만 먹고도 산다는 신선의 세계로 들어가는 것이죠. 대개 80대나 90대 이후부터는 조금만 먹고도 살 수 있게 됩니다. 먹은 것 이상의 에너지를 방사선으로 얻기 때문이죠.

에너지 생성에서 해당계가 우세해지면 암이 잘 생기지만, 미토콘드리아계가 우세해지면 뇌세포나 심장세포, 지근이 활성화되기 때문에 저체온·저산소 상태에서 일어나는 불쾌 증상이나 질병을 피할 수 있습니다.

그런데 미토콘드리아에도 약점이 하나 있어요. 미토콘드리아는 원래 체온이 높을 때 활발하게 기능합니다. 또 적외선이나 자외선, 방사선에 의해서도 활성화되지요. 그런데 이런 조건들이 지나치면 문제가 생깁니다. 예를 들어 너무 뜨거운 물에 들어가거나 강한 방사선을 받으면 미토콘드리아가 과잉 반응해 마치 열사병에 걸린 것처럼 기능에 이상이 생기거나 과활성화로 죽게 됩니다.

인간은 본래 해당계(세포 분열)에서 시작해 미토콘드리아계(소식)로 생을 마치게 됩니다. 그런데 시바타 씨는 자신의 결단과 노력으로 일찌감치 신선의 세계, 즉 미토콘드리아의 세계로 들어간 것이지요. 그래서 얼마 먹지 않아도 에너지를 충분히 만들어낼 수 있는 것입니다. 소식으로도 건강하게 생활할 수 있는 이유를 이제 아셨지요?

신선의 건강을 선택하다

잠을 적게 자도 몸이 개운하고 힘이 솟는 것은 미토콘드리아계가 우세하기 때문인가요?

아보 : 시바타 씨가 식단을 소식에서 초소식으로 바꿀 때 그런 변화들이 일어났죠? 미토콘드리아계에서 생성하는 에너지는 지구력을 낼 때 많이 쓰입니다. 심장이 천천히 뛰거나 느긋하게 산책을 하거나 한동안 두뇌활동을 할 때 그 에너지를 이용하지요. 그러면 뇌가 활성화됩니다. 지금까지 둔감하던 뇌신경이 잠에서 깨어나는 것이지요. 시바타 씨도 그렇게 느꼈다고 쓰셨더군요.

수면 시간이 줄었다고 했는데 적게 먹는 사람들은 대개 잠도 적게 자더군요. 금방 말했듯이 미토콘드리아계의 에너지는 지구력을 내기 때문에 지치지 않고 오래 활동할 수 있어요. 세포 속에서 일어나는 화학 반응으로 얻는 에너지에다 방사선 반응으로 얻는 에너지가 더해지니 에너지가 남을 수밖에 없죠.

그런데 시바타 씨, 지금 심박수를 재보시겠어요?

분당 64회입니다.

아보 : 예상대로 시바타 씨는 심장이 천천히 뛰는군요. 신선은 서두르는 법이 없죠. 순간적으로 빠르고 강한 힘을 낼 때는 해당계가 만든 에너지를 이용합니다. 그래서 해당계는 분주한 곳이에요. 매일 정신없이 바쁘고 몸을 심하게 부리며 지나치게 많이 먹으면 해당계에서 계속 에너지를 만들어내야 합니다. 그러면 암에 걸리기 쉬워지지요. 그 반대가 신선입니다. 암에 걸릴지 신선이 될지는 결국 스스로가 결정하는 겁니다.

1년간 감량 생활을 했는데 처음에는 배가 고프고 어지러워서 힘이 들었지만 시간이 지날수록 배가 고파야 오히려 속이 편하고 기분도 좋아지더군요. 혹시 그 느낌이 방금 말씀하신 신선의 기분일까요?

아보 : 시바타 씨는 체온이 얼마지요? 36.8℃인가요? 미토콘드리아는 따뜻한 상태를 좋아하니까 그 수준에서 안정이 된 듯하네요. 인체의 에너지 생성의 주체가 해당계에서 미토콘드리아계로 옮겨가는 동안에는 여러 가지 불쾌 증상들이 나타납니다. 90이나 100세쯤 되면 자연스럽게 자리를 잡게 되지요. 그런데 시바타 씨의 경우는 너무 급히 옮긴 셈이라서 해당계가 갑자기 약해지는 것을 몸이 쉽게 받아들이지 못했을 겁니다. 그래서 호전반응을 호되게 겪었던 것이지요. 지금 64세인데 30년을 앞당겨 신선이 되려 했으니 그럴 만도 하지요.

유연성과 임기응변력

선생님을 오랜만에 뵙는데 예전보다 훨씬 더 젊어지신 것 같아요.

아보 : 시바타 씨 원고를 읽다 보니 나도 상체가 그다지 볼 만한 것 같지 않더군요. 아무래도 운동 부족 탓이겠죠. 팔이나 어깨를 많이 움직이면 뇌로 가는 혈류도 늘어납니다. 팔을 크게 돌리거나 팔굽혀펴기를 하거나 목 운동을 해도 좋아요.

그저 걷기만 하면 지각이 둔해져요. 치매가 있는 분은 길에서 배회하는 일이 많습니다. 다리는 약하지 않다는 뜻이죠. 걷지만 말고 상체 운동도 해야 합니다. 나도 평소에는 가끔 산책을 하거나 스쿼트(허벅지가 무릎과 수평이 될 때까지 앉았다 섰다 하는 운동), 발차기 등으로 주로 하체 운동을 했는데 요새는 상체도 단련합니다. 어때요? 자세도 반듯하고 멋있지 않나요? 시바타 씨도 많이 걸어서 그런지 하체는 충분히 튼튼하지만 상체는 아직도 좀 약해 보입니다. 어깨와 팔 운동을 해보세요. 체질 개선은 곧 능력 개선이라고 하던데, 몸이 고루 발달하면 기능도 더 좋아질 겁니다.

끝으로 독자들의 건강을 위해 한 말씀 해주시겠습니까?

아보 : 시바타 씨는 매크로비오틱 전문가니까 잘 알겠지만, 실제로 현미채식을 하는 사람은 우리가 생각하는 것보다 그렇게 오래 살지 않습니다. 시바타 씨도 말했지만 자기중심적인 생각이나 좁은 소견만 고집하지 말고 환경이나 자극에 적응할 수 있는 유연성과 임기응변력을 갖춰야 해요. 너무 엄격하게 자신을 통제하면 몸이 아무리 신호를 보내도 알아채지 못하고 그저 앞만 보고 달리게 됩니다. 심각한 상태가 돼야 겨우 멈추

지만 몸은 이미 적응력을 잃은 상태라 돌이킬 수 없는 경우도 많습니다.

현미채식을 하는 사람은 80대까지 산다고 해도 아마 성에 차지 않을 겁니다. 90이나 100세까지 살아야 현미채식을 한 의미가 있지 않겠어요? 아이러니하게도 식사법이나 건강법을 고안한 사람들이 장수하는 경우는 드뭅니다. 요가 선생님들도 늘 자세가 꼿꼿하고 몸매가 탄력 있는 건 아니에요. 폭삭 늙은 모습으로 돌아가시는 분도 아주 많습니다.

건강을 바라보는 시야가 좁으면 위험합니다. 시바타 씨처럼 자신의 몸을 조건이나 환경에 맞춰가며 잘 조절해나가야 오래도록 활기차게 살 수 있습니다.

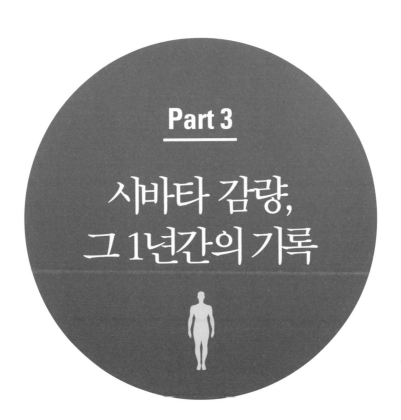

Part 3

시바타 감량,
그 1년간의 기록

성공에 대한 확신이 있었던 것은 아니다.
솔직히 좀 불안했고, 한편으로는 별 탈 없이
과정을 마칠 수 있을지 걱정도 되었다.
그렇게 한참을 머뭇대다 드디어 칼로리 감량 작전에 돌입했다.
20년간의 매크로비오틱 경험에서 얻은 안내지도에 의지하며,
'체중 감량'이라는 방향만 가리키는 나침반과
체중계, 만보기를 친구 삼아 망망대해로 떠났다.
'칼로리 감량'이라는 거친 파도를 넘어 '건강'이라는
신세계에 닿기까지 내가 겪은 모험을 여러분께 가감없이 공개한다.

견디기 힘든 졸음과 어지럼증에 시달리다

　감량 첫날, 나는 "지금부터 조금만 먹고 살 것이다!"라고 내 몸에 선언했다. 그리고 몸이 제대로 알아듣도록 3일간 하루에 500kcal만 섭취하기로 했다. 그 정도 칼로리면 '반단식'에 해당한다.

　그런데 3일을 다 채우지 못했다. 마지막 날에 밖에서 30분 정도 걷다가 집에 돌아오니 온몸에 기운이 하나도 없었다. 연료가 바닥난 자동차 같았다. 그래서 그만뒀다. 500kcal면 성인 남성이 하루에 섭취해야 하는 칼로리의 5분의 1밖에 되지 않는다. 평생 이렇게 먹고 어떻게 살 수 있겠는가?

감량을 시작한 지 나흘 만에 체중이 76.6kg에서 73.6kg로 줄었다. 처음 체중의 약 4%나 감소한 것이나. 문제는 그다음이었나. 3kg을 힘들게 빼고 나니 100kcal밖에 안 되는 죽 한 공기만 먹어도 체중이 금세 1kg이나 불어났다. 다이어트의 최대 강적은 역시 요요현상이었다.

그 후부터는 하루에 1,500kcal만 섭취했다. 체중은 조금씩 오르락내리락했지만 한 달 뒤에는 반단식 직후의 4% 감소 상태로 돌아왔다. 체중을 급히 줄이면 요요현상이 일어나 금세 체중이 다시 늘어난다. 이때 포기하지 말고 계속 소식을 하면 결국 체중은 다시 서서히 줄어든다. 이 사실을 알고 나서야 비로소 감량을 지속할 자신이 생겼다.

처음 3일간의 반단식으로 체중이 크게 줄자 심하게 어지러웠다. 누웠다 일어서면 눈앞이 아찔했고, 신발 끈을 매려고 허리를 숙이면 머리가 빙 돌았다. 이런 빈혈 증세는 차츰 가벼워졌지만 그래도 한동안은 계속되었다.

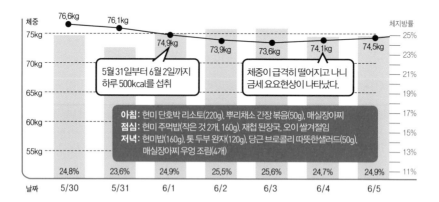

1주째 **하루 평균 섭취 칼로리** 1400~1500kcal **하루 평균 소비 칼로리** 2,300~2,400kcal
하루 워킹량 5,000보

5월31일부터 6월 2일까지 하루 500kcal를 섭취

체중이 급격히 떨어지고 나니 금세 요요현상이 나타났다.

아침: 현미 단호박 리소토(220g), 뿌리채소 간장 볶음(50g), 매실장아찌
점심: 현미 주먹밥(작은 것 2개, 160g), 재첩 된장국, 오이 쌀겨절임
저녁: 현미밥(160g), 톳 두부 완자(120g), 당근 브로콜리 따뜻한샐러드(50g), 매실장아찌 우엉 조림(4개)

체중: 76.6kg, 76.1kg, 74.9kg, 73.9kg, 73.6kg, 74.1kg, 74.5kg
체지방률: 24.8%, 23.6%, 24.9%, 25.5%, 25.6%, 24.7%, 24.9%
날짜: 5/30, 5/31, 6/1, 6/2, 6/3, 6/4, 6/5

어지럼 외에 자주 나타났던 증상은 트림이다. 지금까지 쉴 새 없이 일했던 위와 장이 이제야 불만을 표시하는 모양이다.

나는 왜 체중 감량을 하게 되었나?

내가 감량을 시작하게 된 동기는 이렇다.

예전에 내 강연을 듣고 현미채식을 실천해 체중을 10kg나 줄였다는 분이 계셨다. 어느 날 그분으로부터 건강보험조합이 주최하는 대사증후군 예방 세미나에서 강연을 해달라는 부탁을 받았다. 6개월 후에 대사증후군 대책을 위한 특정 검진제도가 실시되는데, 그 준비 과정의 하나로 마련된 세미나였다.

강연 전날에 별 생각 없이 허리둘레를 재보았다. 91cm였다. 대사증후

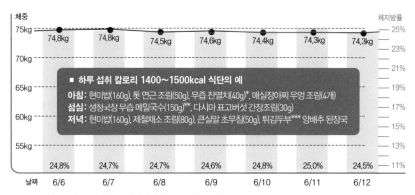

2주째 하루 평균 섭취 칼로리 1,400~1,500kcal 하루 평균 소비 칼로리 2,300~2,400kcal
하루 워킹량 5,000보

체중

75kg 74.8kg 74.8kg 74.5kg 74.6kg 74.4kg 74.3kg 74.3kg

70kg

■ 하루 섭취 칼로리 1400~1500kcal 식단의 예
아침: 현미밥(160g), 톳 연근 조림(50g), 무즙 잔멸치(40g)*, 매실장아찌 우엉 조림(4개)
점심: 생청국장 무즙 메밀국수(150g)**, 다시마 표고버섯 간장조림(30g)
저녁: 현미밥(160g), 제철채소 조림(80g), 큰실말 초무침(50g), 튀김두부*** 양배추 된장국

65kg

60kg

55kg

24.8% 24.7% 24.7% 24.6% 24.8% 25.0% 24.5%

체지방률
25%
23%
21%
19%
17%
15%
13%
11%

날짜 6/6 6/7 6/8 6/9 6/10 6/11 6/12

* 강판에 간 무를 잔멸치와 섞어 기호에 따라 간장을 조금 넣어 먹는다.
** 메밀국수 위에 생청국장과 강판에 간 무를 얹은 것
*** 두부를 약 2cm 두께로 잘라 기름에 튀긴 것

군 진단 기준(우리나라의 경우는 복부둘레 남자 90cm, 여자 85cm)을 6cm 넘긴 수치였다. 남 걱정을 할 때가 아니었다. 당장 대사증후군 대책을 세워야 할 사람은 다름 아닌 나였다.

이런 모습으로 강단에 서서 대사증후군에 대해 말하는 것은 예의가 아니라는 생각이 들었다. 어떻게든 해야겠다고 고민한 끝에 강연 당일부터 3달간 대사증후군 예방과 치료를 위한 식사요법을 실행하기로 결심했다.

처음에는 일본 당뇨병학회의 자료를 참고로 하루에 1,800kcal를 섭취했다. 건강한 성인 남성의 하루 권장 칼로리에서 28%나 모자라는 양이다. 그 덕에 체중은 금세 줄었지만 곧 요요현상이 나타났다. 그래서 섭취 칼로리를 더 줄여 하루에 1,600kcal만 먹었다. 이번에도 잠시 체중이 줄더니 다시 늘었다. 아무래도 이 칼로리와 식단으로는 체중 감량에 성공할 것 같지 않았다. 그래서 내 체중을 줄이는 데 적합한 하루 섭취 칼로

하루 평균 섭취 칼로리 1,400~1,500kcal **하루 평균 소비 칼로리** 2,300~2,400kcal
하루 워킹량 5,000보

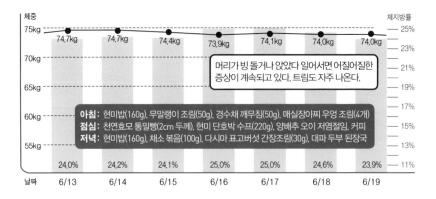

리를 알아보기로 했다. 식단은 매크로비오틱의 지식과 경험을 살려 스스로 짜기로 했다. 드디어 '시바타 감량'이 시작된 것이다.

감량을 위한 두 가지 과제

대사증후군 진단 기준 중에 체질량지수(BMI)가 있다. 체질량지수는 키와 체중을 이용해 비만 정도를 평가하는 지표로, '체중(kg) ÷ [신장(m) × 신장(m)]'으로 계산한다. 표준체중에 해당하는 체질량지수는 22이지만, 나는 지나치게 마르지 않은 정도인 18을 하한으로 두기로 했다. 그보다 더 마르면 내 키(173cm)에 맞는 바지를 사기가 쉽지 않을 것 같아서다.

하찮게 들리겠지만, 이건 매우 현실적인 문제다. 살찐 사람들을 위한 빅 사이즈 의류 전문점은 많아도 빼빼 마른 사람들을 위한 의류 매장은

하루 평균 섭취 칼로리 1,400~1,500kcal **하루 평균 소비 칼로리** 2,300~2,400kcal
하루 워킹량 5,000보

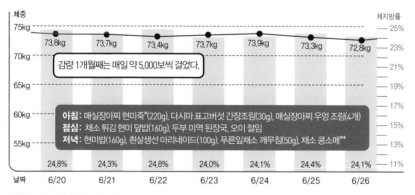

* 현미로 쑨 죽에 매실장아찌를 얹은 것
** 콩소메: 수프의 하나로 고기나 어패류로 만든 맑은 국물

의외로 드물다. 이런 생각을 하니 왠지 세상은 마른 사람보다 뚱뚱한 사람에게 더 호의적인 것 같다.

감량을 본격적으로 시작하기 전에 해결해야 할 과제가 두 가지 생겼다. 하나는 하한으로 정한 체질량지수 18까지 감량하는 데 알맞은 '소식·초소식'의 조합을 찾는 것이다. 다른 하나는 체질량지수 18 수준을 유지할 수 있는 칼로리와 식단을 확인하는 것이다. 물론 두 가지 다 '건강을 유지하는 것'이 전제 조건이다.

하루 총섭취 칼로리를 기준으로 하는 단계별 식단

요요현상은 체중을 감량 전으로 되돌려 원래의 상태를 유지하려고 하는 인체의 항상성에서 비롯된다. 그러니 미리 막기도, 극복하기도 어렵다.

항상성이라는 강적에 맞서가며 목표 체중에 도달하려면 효과적인 방법을 찾아야 하고 감량 계획도 구체적이어야 한다. 그래서 '소식'에서 '초소식'으로 칼로리를 천천히 줄여가되, 각 식단을 다시 몇 단계로 나누어 순차적으로 진행하기로 했다. 그리고 각 단계별 식단의 지속 일수는 몸 상태에 따라 조절하기로 했다.

먼저, 하루 총섭취 칼로리를 기준으로 식단을 크게 소식, 초소식, 불식(不食)으로 나눈 뒤에 소식과 초소식을 각각 3단계로 다시 나누었다(151쪽 표).

감량 첫째 달의 식단

처음 3일간은 반단식을 했다. 초소식 1단계(400~500kcal)를 지키기 위

식단 구분	하루 총섭취 칼로리	식단 세분화	
소식	800 ~ 1,500kcal	소식 1단계	1,400 ~ 1,500kcal
		소식 2단계	1,200 ~ 1,300kcal
		소식 3단계	800 ~ 900kcal
초소식	100 ~ 500kcal	초소식 1단계	400 ~ 500kcal
		초소식 2단계	200 ~ 250kcal
		초소식 3단계	100 ~ 150kcal
불식(不食)	0kcal		

*공식적인 하루 권장 칼로리는 성인 남성은 2,500kcal, 성인 여성은 2,000kcal이다.

해 매일 당근 2개와 사과 반개로 주스를 서너 잔씩 마셨다. 목이 마르면 카페인이 없는 3년 번차나 현미차, 질 좋은 물을 마셨다.

반단식을 끝내고 나흘째부터는 소식 1단계(1,400~1,500kcal) 식사를 했다. 그 결과 체중이 76.6kg(5월 30일)에서 72.8kg(6월 29일)로 약 5% 감소했다. 칼로리는 같더라도 일반적인 다이어트 식단과는 다르다.

대표적인 메뉴는 다음과 같다.

● 아침 : 현미 단호박 리소토, 삼색 뿌리채소 간장볶음, 매실장아찌, 3년 번차*
● 점심 : 생청국장 현미 볶음밥, 다시마포** 맑은 국, 칡 송편***
● 저녁 : 현미밥, 제철채소 조림, 푸른잎채소 깨무침, 버섯 두부 된장국

---

* 카페인이 거의 없고 맛이 부드럽다. 녹차의 대작이나 엽차와 비슷하다.
** 식초에 절여 부드럽게 만든 다시마를 가지런히 겹쳐서 표면을 얇막하게 깎아낸 것 .
*** 물에 갠 칡녹말을 가열해 만든 반죽에 팥소를 넣고 둥글게 빚은 것 .

31~60days

감량 2개월째 (6.30 ~ 7.30)

하루 종일 잠이 쏟아지다

첫째 달과 마찬가지로 먼저 3일간 초소식 1단계(400~500kcal)의 반단식을 했더니 체중이 많이 줄었다. 그 후에는 소식 1단계(1,400~1,500kcal)를 유지했다.

체중은 72.8kg(6월 30일)에서 70.6kg(7월 30일)로 약 3% 감소했으며 변화 과정이 첫째 달과 비슷했다. 첫째 달에 심했던 어지럼과 트림은 여전했다. 게다가 밤에 푹 자는데도 낮에 졸려서 견딜 수가 없었다

다당류를 섭취해 졸음을 쫓다

자료를 찾을 일이 있어 낮에 도서관에 갔다. 그런데 도착하자마자 온 몸의 힘이 빠지더니 눈앞이 빙 돌고 머리가 무거웠다. 예상대로 또 졸음이 밀려왔다. 이런 증상들은 대개 저혈당 상태에서 많이 일어난다. 그래서 가지고 갔던 각설탕을 하나 꺼내 먹었더니 조금 전까지 나타났던 증상들이 순식간에 사라졌다. 하지만 그것도 잠시, 조금 있다가 머리가 지끈거리며 아파오기 시작했다.

며칠 뒤에 다시 도서관에 갔다. 같은 일이 반복되기에 각설탕 대신 바나나를 먹어보았는데 어지럼과 졸음이 사라지고 머리도 아프지 않았다.

백설탕과 바나나에 들어 있는 탄수화물은 종류가 서로 다르다. 탄수화물은 결합된 당의 수에 따라 단당류, 이당류, 다당류로 나뉜다. 백설탕은

하루 평균 섭취 칼로리 1,400~1,500kcal **하루 평균 소비 칼로리** 2,300~2,400kcal
하루 워킹량 8,000보

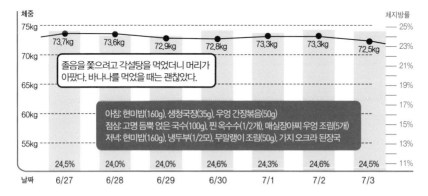

단당류이고, 바나나 같은 과일은 이당류다. 그리고 메이플시럽이나 조청은 다당류다.

단당류는 탄수화물을 구성하는 기본 단위로, 분자 구조가 단순해서 빨리 흡수되지만 그만큼 몸에 일어나는 변화도 급하기 때문에 부작용이 나타나기 쉽다. 반면 단당류 두 개가 결합한 이당류나, 단당류 여러 개가 결합한 다당류는 구성이 복잡한 만큼 소화 흡수는 느리지만 대신 인체에 주는 자극이 적다. 몸으로 겪고 나니 정말 탄수화물의 종류에 따라 효과가 다르다는 사실을 잘 알 수 있었다.

하루 평균 섭취 칼로리 1,400~1,500kcal **하루 평균 소비 칼로리** 2,300~2,400kcal
하루 워킹량 8,000보

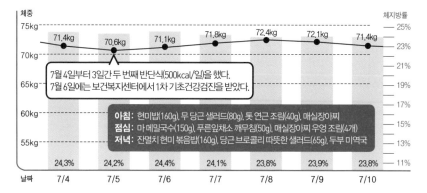

7월 4일부터 3일간 두 번째 반단식(500kcal/일)을 했다.
7월 6일에는 보건복지센터에서 1차 기초건강검진을 받았다.

아침: 현미밥(160g), 무 당근 샐러드(80g), 톳 연근 조림(40g), 매실장아찌
점심: 마 메밀국수(150g), 푸른잎채소 깨무침(50g), 매실장아찌 우엉 조림(4개)
저녁: 잔멸치 현미 볶음밥(160g), 당근 브로콜리 따뜻한 샐러드(65g), 두부 미역국

1차 건강검진 결과 이상이 없었다

7월 6일에 두 번째로 실행한 3일간의 반단식을 마쳤다. 이쯤에서 한 번 건강 상태를 객관적으로 살펴봐야겠다는 생각이 들었다. 그래서 요코하마에 있는 보건복지센터를 찾아가 기초건강검진을 받았다. 현에서 지원을 받아 운영하기 때문에 검진 비용도 저렴했다.

검진 결과, 체중은 71.5kg(그래프상의 수치 71.1kg는 집에서 잰 것)으로 감량 전의 체중에서 6kg 가까이 줄었다. 배꼽 높이에서 잰 허리둘레는 89.8cm로, 대사증후군 진단 기준을 아슬아슬하게 벗어났다. 다른 검진 항목에 대한 자세한 결과는 227쪽 도표3-1에 정리했다. 이 도표에는 1년 간의 감량 기간 중에 받았던 4번의 건강검진 결과가 모두 들어 있다.

이번 건강검진에서는 아무 이상도 발견되지 않았다. 그런데 검진표에

7주째 **하루 평균 섭취 칼로리** 1,400~1,500kcal **하루 평균 소비 칼로리** 2,300~2,400kcal
하루 워킹량 8,000보

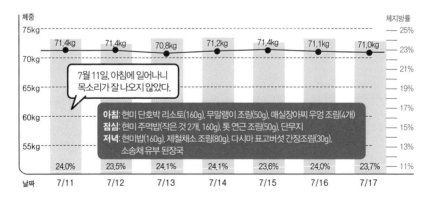

'최근 두 달 동안에 체중이 2kg 이상 감소한 경우 의사에게 이 사실을 알릴 것'이라는 분구가 있었나. 그래서 의사에게 갑자기 체중이 줄어든 이유와 진행 중인 칼로리 감량 계획에 대해 설명했다.

내 이야기를 들은 의사는 기가 막힌 표정을 지었으나 감량 계획을 그만두라고는 하지 않았다. 체중이 심하게 줄어든 것도 아니고 검진 결과에도 이상이 없기 때문에 아마도 나의 감량 계획이 위험하다고는 판단하지 않은 모양이다.

8주째 **하루 평균 섭취 칼로리** 1,400~1,500kcal **하루 평균 소비 칼로리** 2,300~2,400kcal
하루 워킹량 8,000보

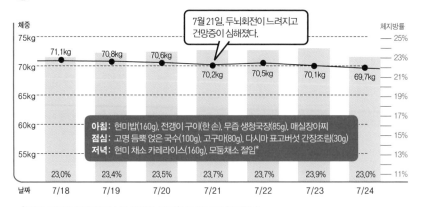

* 무, 당근, 연근 등 여러 가지 채소를 작게 썰어 조미액(간장, 설탕, 술 등)에 절인 것

156

증상에 대한 객관과 주관의 차이

감량을 시작한 뒤로 계속 어질어질하기에 빈혈인 줄 알았는데, 건강검진을 해보니 빈혈로 진단할 만한 결과는 나오지 않았다. 이와 반대로 현미채식을 하는 사람들 중에는 건강검진을 통해 빈혈로 진단받고 나서야 그 사실을 알게 된 경우도 많다. 하지만 그들은 자신의 적혈구가 건강하다고 생각한다. 그래서인지 평소에 이렇다 할 자각증상도 없고 늘 활기차다.

9주째 **하루 평균 섭취 칼로리** 1,400〜1,500kcal **하루 평균 소비 칼로리** 2,300〜2,400kcal
하루 워킹량 8,000보

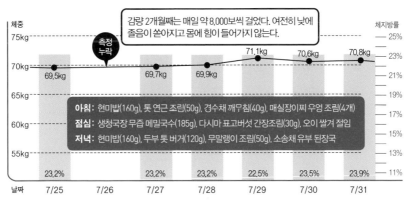

감량 둘째 달의 식단

이번 한 달간의 메뉴는 첫째 달(151쪽)과 똑같았다. 처음에는 하루 섭취 칼로리를 정확히 지키려고 메뉴를 제한했지만, 이제 조금씩 변화를 주기 시작했다.

소식 1단계(1,400~1,500kcal)에서 칼로리에 범위를 둔 이유도 기본 메뉴는 지키되 맛에 싫증이 나지 않도록 다른 음식을 조금 추가하기 위해서다. 예를 들어 '생청국장 현미 볶음밥'에는 가끔 잔멸치나 오크라(아욱과의 속씨식물로 꼬투리를 요리해 먹는다)를 넣어 먹는다.

몸과 마음에 호전반응이 나타나기 시작하다

감량 첫째 달과 둘째 달은 3일간의 반단식에 이어 소식을 했으며, 두 달 모두 체중의 변화가 비슷했다. 예를 들어 반단식을 마치고 소식을 시작하면 체중이 잠시 늘었다가 한 달 정도 지나면 다시 반단식 직후의 체중으로 돌아왔다.

이번에는 반단식 없이 처음부터 소식 1단계(1,400~1,500kcal)를 시작했다. 메뉴는 지난달과 같다. 체중은 70.8kg(7월 31일)에서 69.9kg(8월 30일)로 약 1% 감소했다. 반단식을 거른 데다 몸이 감량 과정에 적응하려고 그러는지 체중이 생각만큼 많이 줄지는 않았다.

감량이 3개월째로 접어들자 어지럼과 졸음이 잦아들더니 그 대신 목이 쉬기 시작했다. 나중에는 아예 목소리가 나오지 않더니 온몸의 기운까지 빠졌다. 더욱이 한여름인데도 몸이 차고 한기가 들었다.

이보다 나를 더 당혹스럽게 만든 것은 자극에 대한 반응이 느려지고 건망증이 심해졌다는 사실이다. 이런 증상들도 나중에는 다 회복되었지만 솔직히 이 무렵에는 무척 불안했다.

판단 능력이 떨어지고 건망증이 심해지다

순간적인 판단 능력이 떨어지니 매일 하는 일에서도 실수가 잦았다. 자극에 반사적으로 반응하지 못하거나 방금 자신이 한 일조차도 잊어버리곤 했다. 특히 설거지 후에 그릇을 정리할 때가 문제였다. 접시를 보관

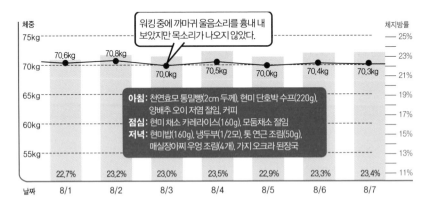

10주째 **하루 평균 섭취 칼로리** 1,400~1,500kcal **하루 평균 소비 칼로리** 2,300~2,400kcal **하루 워킹량** 8,000보

체중

75kg

70kg 70.6kg 70.8kg 70.0kg 70.5kg 70.0kg 70.4kg 70.3kg

워킹 중에 까마귀 울음소리를 흉내 내 보았지만 목소리가 나오지 않았다.

65kg

60kg

55kg

아침: 천연효모 통밀빵(2cm 두께), 현미 단호박 수프(220g), 양배추 오이 저염 절임, 커피
점심: 현미 채소 카레라이스(160g), 모둠채소 절임
저녁: 현미밥(160g), 냉두부(1/2모), 톳 연근 조림(50g), 매실장아찌 우엉 조림(4개), 가지 오크라 된장국

체지방률
25%
23%
21%
19%
17%
15%
13%
11%

22.7% 23.2% 23.0% 23.5% 22.9% 23.3% 23.4%

날짜 8/1 8/2 8/3 8/4 8/5 8/6 8/7

하는 서랍에 수저를 넣으려고 하거나, 엉뚱한 곳을 열어 접시를 넣으려고 했다. 아침에 가족들이 먹을 빵을 구우려고 서랍을 열기도 했다. 정신을 차려 토스터에 빵을 넣었지만, 그새 그걸 잊어버려 한참이나 그대로 두기도 했다.

더 심한 경우도 있었다. 평소에 잘 쓰던 한자가 도무지 생각이 나지 않는 것이다. 시험에나 나오는 까다로운 한자도 아닌 데다 내가 아는 한자인데도 써지지가 않았다. 그나마 히라가나(일본 문자의 하나로 모두 46자)는 기억이 나서 다행이었지만 한자로 된 단어를 쓸 때는 한 글자씩 옥편을 찾아야 하는 지경이 됐다. 뇌에 산소가 충분히 공급되지 못해 일어나는 증상이라고 생각해 자주 심호흡을 했지만 소용이 없었다. 이런 상태가 무려 감량 6개월째까지 이어졌다.

11주째 **하루 평균 섭취 칼로리** 1,400~1,500kcal **하루 평균 소비 칼로리** 2,300~2,400kcal
하루 워킹량 8,000보

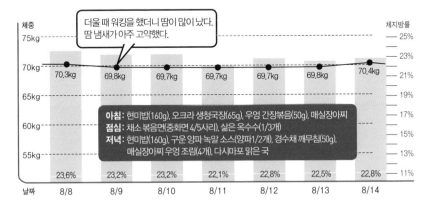

목소리가 잘 나오지 않는다

　여름인데 한기가 드는 이유는 아무래도 기초대사율이 떨어졌기 때문인 것 같았다. 기초대사란 생명 유지 활동에 필요한 최소한의 에너지 대사를 말하며, 그 최소한의 에너지가 기초대사량이다. 기초대사량을 좀 더 자세히 설명하면, 정상적인 신체기능과 체내 항상성을 유지하고 자율신경계의 활동에 필요한 최소한의 에너지로 주로 심장박동, 호흡, 체온 조절 등을 위한 에너지를 뜻한다.

　기초대사량은 성별이나 나이 등에 따라 다르다. 일반적으로 노인보다는 젊은 사람이 더 많고, 체중이 같은 경우에는 근육의 양에 비례한다. 그래서 나도 근육을 키우기로 했다. 워킹은 유산소운동이지만 근력을 기

12주째　하루 평균 **섭취 칼로리** 1,400~1,500kcal 하루 평균 **소비 칼로리** 2,300~2,400kcal
하루 **워킹량** 8,000보

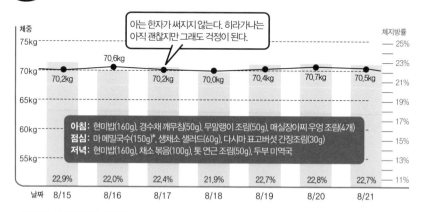

* 메밀국수 위에 강판에 간 마를 얹은 것

르는 데도 도움이 된다. 게다가 한참 걸으면 몸이 따뜻해지기 때문에 한기도 잊을 수 있다. 이 기회에 좀 더 많이 걸어야겠다 싶어 집 가까이에 있는 공원 두 곳을 워킹 코스로 정했다. 공원을 걷다 보면 까마귀를 많이 만난다. 걸으면서 가끔 "까악~ 까악~" 하는 까마귀 울음소리를 흉내 내기도 한다. 그런데 감량 둘째 달과 셋째 달에는 아예 목소리가 나오지 않았다.

평소에 내 몸의 기력은 목소리로 나타났다. 목에서 큰 소리가 안 나오는 걸 보니 지금 내 몸에 힘이 하나도 없는 게 분명하다.

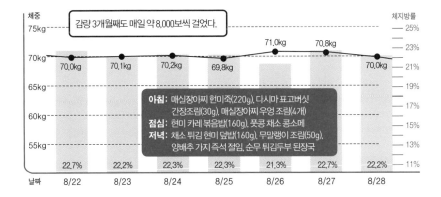

13주째 하루 **평균 섭취 칼로리** 1,400~1,500kcal 하루 **평균 소비 칼로리** 2,300~2,400kcal
하루 **워킹량** 8,000보

감량 3개월째도 매일 약 8,000보씩 걸었다.

71.0kg   70.8kg

70.0kg   70.1kg   70.2kg   69.8kg   70.0kg

아침: 매실장아찌 현미죽(220g), 다시마 표고버섯
　　　간장조림(30g), 매실장아찌 우엉 조림(4개)
점심: 현미 카레 볶음밥(160g), 풋콩 채소 콩소메
저녁: 채소 튀김 현미 덮밥(160g), 무말랭이 조림(50g),
　　　양배추 가지즉석 절임, 순무 튀김두부 된장국

22.7%   22.2%   22.3%   22.3%   21.3%   22.7%   22.2%

날짜   8/22   8/23   8/24   8/25   8/26   8/27   8/28

피부에 불쾌 증상이 나타나다

이번에도 반단식을 거르고 소식 1단계(1,400~1,500kcal)를 유지했다. 하루 섭취 칼로리가 지난달과 같아서인지 체중은 70.0kg(8월 31일)에서 68.9kg(9월 29일)으로 2% 정도밖에 감소하지 않았다. 워킹도 많이 했는데 아직은 효과가 나타나지 않고 있다.

여전히 몸에 한기가 들었다. 이 상태로 겨울을 맞이하게 될까 두려울 정도였다. 게다가 새로운 증상도 나타났다. 왼손 손등과 꼬리뼈 부분에 습진이 생긴 것이다. 게다가 다리 전체가 가렵고 발뒤꿈치는 트고 갈라졌다. 치아에도 문제가 생겨 잇몸이 들뜨고 어금니가 계속 아팠다.

금세 사라지는 증상, 오래 가는 증상

왼손 손등에 생긴 습진은 2주 정도 지나자 사라졌다. 서서히 좋아진 것이 아니라 어느 날 갑자기 없어졌다. 꼬리뼈 부분의 피부는 비늘처럼 일어난 상태로 12월 중순까지 갔다.

다리의 가려움은 사실 3년 전부터 날씨가 건조한 가을과 겨울이면 나타나는 노인성 건피증이다. 어찌된 일인지 이번에는 여름부터 생겼다. 이 증상도 보름 만에 가라앉더니 이듬해에는 전혀 나타나지 않았다.

발뒤꿈치는 살이 갈라지고 그 틈새로 고름 같은 게 조금 나왔다. 마치 피부 밑 깊은 곳에서 독이 빠져나오는 것 같았다. 이 증상도 신기하게 여름에 나타나더니 결국 보름 만에 사라졌다.

하루 평균 섭취 칼로리 1,400~1,500kcal **하루 평균 소비 칼로리** 2,300~2,400kcal
하루 워킹량 1만보

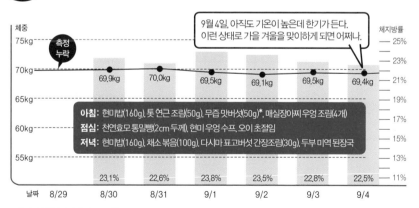

*맛버섯 위에 강판에 간 무를 얹은 것

치아에는 치주염 비슷한 통증이 있었지만 참을 만해서 그대로 두었다.

기온이 높아도 봄은 여전히 차고 한기가 들린다. 냉증은 감량 3개월째부터 시작되었는데 이번 달이 가장 심했다. 뼛속까지 시렸다. 9월이라 아직 추울 때도 아닌데, 목욕을 마치고 잠깐 찬바람을 쐤더니 그새 감기에 걸리고 말았다. 벌써부터 이러니 겨울에는 어찌 될지 걱정이다.

반년이나 이어진 회색 터널

나는 40대 중반부터 현미채식을 시작했다. 그전까지는 과도한 스트레스 때문에 밤마다 식은땀을 흘렸고, 이유 없이 가슴이 두근거리거나 숨이 차는 증상을 겪었다. 병원에 갔으면 아마 '자율신경 실조증'이라는 진단을 받았을 것이다. 그런데 현미채식을 하고부터 그런 괴로운 증상들이 말

하루 평균 섭취 칼로리 1,400~1,500kcal **하루 평균 소비 칼로리** 2,300~2,400kcal
하루 워킹량 1만 보

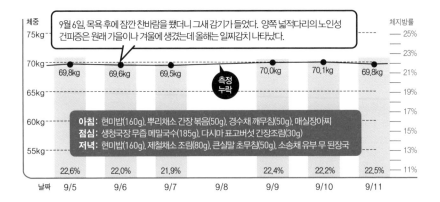

끔히 사라지고 체중도 조금 줄어들었다.

　이번 계획에서도 체중은 순조롭게 감소했다. 그러나 곧 호전반응의 초기에 해당하는 여러 가지 불쾌 증상들이 나타나더니 무려 6개월이나 이어졌다. 예전에 현미채식을 지도한 사람들로부터 호전반응에 관해 들어 알고는 있었지만 막상 내가 겪고 보니 기분이 참 복잡했다. 포기할 마음이 들 정도는 아니지만 그래도 불안했다.

　나는 초등학생 적에 결핵성 뇌막염으로 병원에 간 이후로는 몸이 아파 병원 신세를 진 적이 단 한 번도 없었다. 스스로도 체질적으로 강하고 몸도 튼튼하다고 생각하고 있어 호전반응에 더 예민하게 반응하고 불쾌하게 느꼈던 것 같다. 이와 반대로 평소에 요통이나 편두통 등에 시달리던 사람은 그런 증상이 조금이라도 가벼워지면 상대적으로 호전반응을 그다지 심각하게 여기지 않는다고 한다.

16주째 **하루 평균 섭취 칼로리** 1,400∼1,500kcal **하루 평균 소비 칼로리** 2,300∼2,400kcal
하루 워킹량 1만보

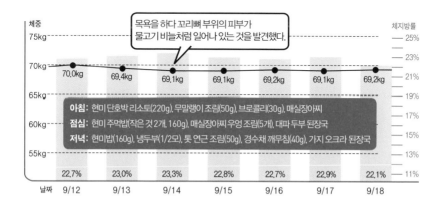

한때 나와 비슷한 기분이 들었을 어느 중년 남성의 체험담이 떠올랐다. 그는 매크로비오틱 강의 내용을 담은 비디오를 보고 현미채식을 시작했다고 한다. 식물성 식품만 먹으면 영양실조에 걸릴 것 같아 처음에는 현미채식의 효과를 반신반의했는데, 곧 몸 상태가 좋아지더니 가벼운 증세부터 차츰 사라지다가 나중에는 무거운 지병까지 다 나았다고 한다.

나도 지금 겪는 증상들이 가라앉으면 체질이 강해지고 더 건강해질 거라고 굳게 믿고 있다.

호전반응의 특징

칼로리 조절을 하는 사람들은 "반단식을 했더니 새까만 숙변이 나오고 피부가 매끈해졌다"는 이야기를 자주 한다. 현대의학에서는 숙변의 개념

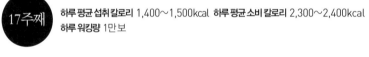

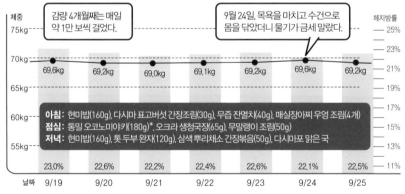

17주째 **하루 평균 섭취 칼로리** 1,400~1,500kcal **하루 평균 소비 칼로리** 2,300~2,400kcal
하루 워킹량 1만보

체중
75kg

감량 4개월째는 매일 약 1만 보씩 걸었다.

9월 24일, 목욕을 마치고 수건으로 몸을 닦았더니 물기가 금세 말랐다.

체지방률
— 25%
— 23%

70kg

69.6kg　69.2kg　69.0kg　69.1kg　69.2kg　69.6kg　69.2kg

— 21%

65kg

— 19%
— 17%

60kg

아침: 현미밥(160g), 다시마 표고버섯 간장조림(30g), 무즙 진멸치(40g), 매실장아찌 우엉 조림(4개)
점심: 통밀 오코노미야키(180g)*, 오크라 생청국장(65g), 무말랭이 조림(50g)
저녁: 현미밥(160g), 톳 두부 완자(120g), 삼색 뿌리채소 간장볶음(50g), 다시마포 맑은 국

— 15%

55kg

— 13%

23.0%　22.6%　22.2%　22.4%　22.6%　22.1%　22.5%

— 11%

날짜　9/19　9/20　9/21　9/22　9/23　9/24　9/25

*부침개와 비슷한 요리로 철판에 얇게 편반죽 위에 양배추, 육류나 해산물 등 여러 가지 재료를 얹어 구운 후 소스를 바르고 가다랑어포와 파래가루 등을 얹는다.

을 무시하지만 소식이나 초소식을 오래 하다 보면 몸속에 쌓인 해롭거나 불필요한 물질이 몸밖으로 빠져나가는 것을 경험할 수 있다. 적게 먹으니 소화에 쓰이는 에너지가 남아 몸속까지 깨끗하게 청소해주기 때문이다.

호전반응으로 습진이나 불쾌 증상이 생기는 곳은 몸에서 약한 부위다. 몸의 약점이 그런 증상들을 통해 드러나는 것이다. 예를 들어보자. A씨는 평소 자주 편두통에 시달렸다. 다행히 현미채식을 하고부터는 두통이 덜해졌다. 그렇게 1년쯤 지난 어느 날, 몸을 움직이지도 못할 만큼 심하게 머리가 아팠다. 그 때문에 직장을 며칠 쉬기는 했지만 왠지 크게 걱정이 되지는 않았다. 아마 병원에 갔더라도 원인을 찾지 못했을 것이다.

이런 호전반응의 특징 중 하나가 병원에서 검사를 해도 명확한 원인이 드러나지 않는 것이다. 그 상태를 극복하고 나면 지긋지긋하던 편두통이 거짓말처럼 말끔히 사라진다. 머리 어딘가에 깊숙이 박혀 있던 독소가 밖으로 빠져나간 게 아닐까 싶을 정도다.

이처럼 호전반응은 원인이 물러날 때 불쾌감이 따르지만, 그 원인이 다 사라지고 나면 체질이 좋아진다. 이런 과정을 이해하지 못하고 당장 눈앞의 증상만 걱정해서 현미채식을 그만두는 사람도 있다.

호전반응은 잠깐 나타났다가 일정 기간이 지나면 반드시 없어진다는 사실을 기억해두자. 나는 이제까지 호전반응을 겪고 나서 지병이 낫거나 더 건강해지는 사례를 많이 봐왔다. 그래서 내게 나타난 증상을 그다지 심각하게 생각하지 않았다. 불쾌 증상을 가라앉히는 방법도 잘 알고 있었지만 호전반응을 그대로 두면 어떻게 되는지 궁금해서 일부러 아무 조치도 하지 않았다.

체질 개선 효과가 피부에 나타나다

이번에도 소식 1단계(1,400~1,500kcal)를 실천했다.

전에 건강검진을 받았던 보건복지센터에 가서 10월 18일의 '생활활동 기록표'와 '식사 기록표'를 내고 영양소 비율과 소비 칼로리를 계산해달라고 부탁했다. 이 결과를 보면 감량 5개월째까지 실천했던 소식 1단계(1,400~1,500kcal)의 효과와 영양의 균형을 확인할 수 있다.

계산 결과 하루의 섭취 칼로리는 1,466kcal이고, 소비 칼로리는 2,378kcal로 나왔다. 소비한 칼로리에 비해 섭취한 칼로리가 하루에 약 900kcal씩 모자란 상태가 한 달간이나 이어졌지만 체중은 69.0kg(9월 30일)

에서 67.6kg(10월 29일)으로 고작 2% 감소하는 데 그쳤다.

감량의 정도는 기대에 미치지 못했지만 요즘 들어 체질이 바뀌면서 부쩍 건강해진 것을 느낄 수 있다. 기온이 떨어지면 늘 발뒤꿈치가 트고 갈라졌는데 그런 증상도 나타나지 않았고, 거칠었던 피부도 매끈해졌다. 게다가 해마다 이맘때면 일교차로 인해 알레르기비염이 생겼는데 올해는 전혀 나타나지 않았다.

호전반응이 피부부터 나타난 이유

식사로 우리 몸에 들어온 물질 중에서 쓰고 남은 것이나 불필요한 것, 독소 따위는 다양한 경로를 통해 몸밖으로 나간다. 소화기계에서는 대변

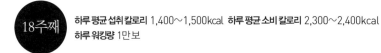

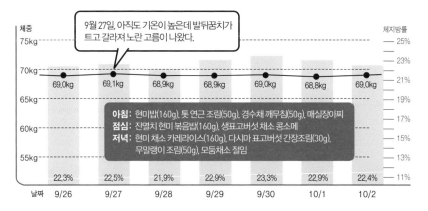

으로, 비뇨기계에서는 소변으로, 호흡기계에서는 기침이나 가래로, 피부에서는 땀이나 각질로 배출된다. 이 중 인체에서 가장 큰 면적을 차지하는 기관이 피부다. 우리 몸에 필요 없거나 해가 되는 물질이 피부를 통해 빠져나가지 못하면 여러 가지 질환이나 불쾌 증상이 일어난다. 호전반응이 피부에서 먼저 나타나고 피부부터 회복되기 시작한 이유도 바로 이 때문이다.

감량 3~4개월째는 기온이 높아 워킹 중에 기름기 있는 땀이 많이 흐르고 몸에서는 고약한 냄새가 났다. 또 욕조에 몸을 담갔다 일어서면 바닥에 검은 돌가루 같은 것이 잔뜩 가라앉아 있었다. 이 같은 땀, 냄새, 각질 등도 피부를 통한 배설 작용으로 나타나는 것이다.

하루 평균 섭취 칼로리 1,400~1,500kcal **하루 평균 소비 칼로리** 2,300~2,400kcal
하루 워킹량 1만보

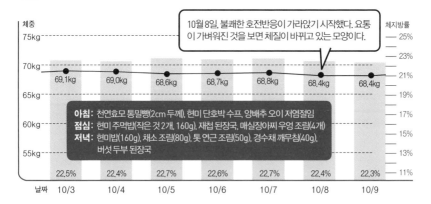

10월 8일, 불쾌한 호전반응이 가라앉기 시작했다. 요통이 가벼워진 것을 보면 체질이 바뀌고 있는 모양이다.

날짜	10/3	10/4	10/5	10/6	10/7	10/8	10/9
체중	69.1kg	69.0kg	68.6kg	68.7kg	68.8kg	68.4kg	68.4kg
체지방률	22.5%	22.4%	22.7%	22.6%	22.7%	22.4%	22.3%

아침: 천연효모 통밀빵(2cm 두께), 현미 단호박 수프, 양배추 오이 저염절임
점심: 현미 주먹밥(작은 것 2개, 160g), 재첩 된장국, 매실장아찌 우엉 조림(4개)
저녁: 현미밥(160g), 채소 조림(80g), 톳 연근 조림(50g), 경수채 깨무침(40g), 버섯 두부 된장국

치통의 정체

　지난달부터 시작된 치통이 점점 심해져서 결국 10월 하순에 치과를 찾았다. 의사는 X선 사진을 보더니 충치를 빼야 된다고 했다. 충치를 빼고 나면 통증은 당장 사라지겠지만 적게 먹는 것이 치통에 어떤 영향을 미치는지 알 수 없게 된다. 그래서 "오늘은 사정이 있어서 다음에 빼겠다"는 핑계를 대고 치과를 나왔다.

　잇몸이 들뜨고 아팠지만 그대로 두었다. 이 증상이 치주염이냐고 물었을 때 의사는 "충치를 치료하지 못하고 빼야 하는 경우는 대개 치주염이 원인"이라고 했다. 이 치주염은 과연 어떻게 될까?

하루 평균 섭취 칼로리 1,400~1,500kcal **하루 평균 소비 칼로리** 2,300~2,400kcal
하루 워킹량 1만보

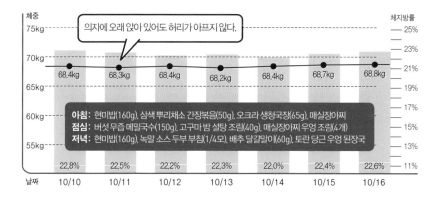

체중의 변화로 그날의 몸 상태를 안다

내가 사용하는 체중계는 기초대사량도 표시한다. 체중계에 미리 나이와 키를 입력해두면 체중을 잴 때 간단한 수식을 이용해 기초대사량을 계산해서 나타내는 것이다. 그 기초대사량을 0.6으로 나누면 하루에 필요한 칼로리를 알 수 있다.

이론적으로는 음식물로 얻는 섭취 칼로리와 활동에 의한 소비 칼로리가 같으면 체중은 일정해야 한다. 그러나 내가 체험한 바로는 활동에 필요한 칼로리보다 섭취 칼로리가 훨씬 더 적지 않으면 체중을 유지하기 어렵다. 이것만 보더라도 우리가 평소에 얼마나 많이 먹고 있는지 알 수 있다.

하루 평균 섭취 칼로리 1,400~1,500kcal **하루 평균 소비 칼로리** 2,300~2,400kcal
하루 워킹량 1만 보

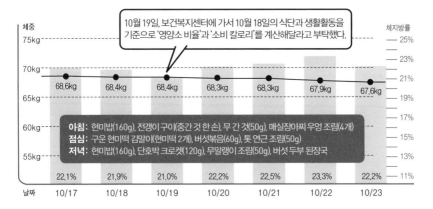

나는 감량 기간 내내 하루에 체중을 여러 번 쟀다. 그 결과들을 살펴보니 특정한 경향이 있었다. 밤 사이 체중이 많이 감소한 날은 종일 몸 상태가 좋았지만, 적게 감소한 날은 그렇지가 못했던 것이다. 그 반대의 경우가 더 자연스러울 것 같지만 어쨌든 내게는 그런 현상이 계속 나타났다.

소식에 적응하기까지 6개월이 걸렸다

스스로 시작한 감량이었지만 허기를 견디기는 결코 쉽지 않았다. 속이 빈 상태에 익숙해지기까지 생각보다 훨씬 더 오래 걸렸다.

몸에 힘이 하나도 없고 목소리도 나오지 않았다. 걷다가 바닥이 조금

22주째 하루 평균 섭취 칼로리 1,400∼1,500kcal 하루 평균 소비 칼로리 2,300∼2,400kcal
하루 워킹량 1만 보

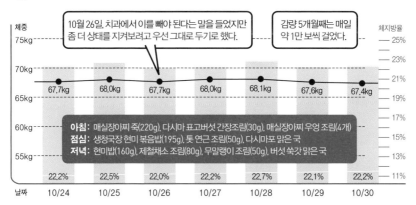

10월 26일, 치과에서 이를 빼야 된다는 말을 들었지만 좀 더 상태를 지켜보려고 우선 그대로 두기로 했다.

감량 5개월째는 매일 약 1만 보씩 걸었다.

체중								체지방율
75kg								25%
								23%
70kg								21%
	67.7kg	68.0kg	67.7kg	68.0kg	68.1kg	67.6kg	67.4kg	
65kg								19%
								17%
60kg								15%
55kg								13%
	22.2%	22.5%	22.0%	22.2%	22.7%	22.1%	22.2%	11%
날짜	10/24	10/25	10/26	10/27	10/28	10/29	10/30	

아침: 매실장아찌 죽(220g), 다시마 표고버섯 간장조림(30g), 매실장아찌 우엉 조림(4개)
점심: 생청국장 현미 볶음밥(195g), 톳 연근 조림(50g), 다시마포 맑은 국
저녁: 현미밥(160g), 제철채소 조림(80g), 무말랭이 조림(50g), 버섯 쑥갓 맑은 국

만 높아도 걸려 넘어졌고, 앉았다 일어서면 눈앞이 아찔하고 머리가 빙 돌았다. 탈진으로 나타나는 이런 현상들보다 나를 더 힘들게 만든 깃은 배고픔 그 자체였다.

배가 고파 참을 수 없을 때는 단것을 조금 먹었다. 메이플시럽이나 조청 등으로 다당류를 섭취하면 금세 공복감이 사라졌다. 이런 방법으로 허기를 달래가며 적게 먹는 것에 적응하기까지 무려 6개월이 걸렸다.

체질이 달라지기 시작하다

식단을 소식 1단계(1,400~1,500kcal)에서 소식 2단계(1,200~1,300kcal)로 바꾸어 섭취 칼로리를 더 줄였다. 이번에도 반단식은 하지 않았다.

지난달과 마찬가지로 보건복지센터에 가서 11월 29일의 '생활활동 기록표'와 '식사 기록표'를 내고 영양소 비율과 소비 칼로리를 계산해달라고 부탁했다. 이 결과를 보면 소식 2단계(1,200~1,300kcal)의 효과와 영양의 균형을 확인할 수 있다.

계산 결과 섭취 칼로리는 1,295kcal이고, 소비 칼로리는 2,484kcal로 나왔다. 소비한 칼로리보다 섭취한 칼로리가 하루에 약 1,180kcal씩 적은 상태가 한 달이나 이어졌지만 체중은 67.4kg(10월 30일)에서 66kg(11월 29일)으로 고작 2%밖에 감소하지 않았다.

지난달과 마찬가지로 체중 감소량은 크지 않았지만 대신 심신의 불쾌 증상들이 눈에 띄게 회복되기 시작했다. 여름 내내 한기가 들어 가을과 겨울을 지낼 일이 걱정이었는데 의외로 추위에 잘 견뎠다. 감량 2개월째는 낮에도 졸음에 시달렸지만 지금은 4시간만 자도 끄떡없다. 수면 시간이 줄어도 전혀 피곤하지 않은 걸 보면 체력이 붙은 모양이다.

감량 초기에는 늘 쓰던 한자까지 잊어버릴 정도로 기억력이 떨어지고 건망증도 심했지만 이런 증상들도 어느 날부터 갑자기 좋아지기 시작했다. 뇌가 활성화되어 두뇌 회전이 빨라진 모양이다. 판단력도 좋아지고 자극에 대한 반응도 빨라졌다. 남자라서 큰 의미는 없지만, 노년에 접어드는 나이에 피부도 고와졌다.

23주째　하루 평균 섭취 칼로리 1,400~1,500kcal 하루 평균 소비 칼로리 2,300~2,400kcal
하루 워킹량 1만 5,000보

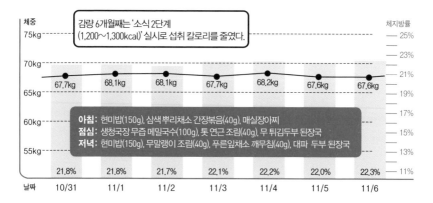

오랜 호전반응 끝에 이런 긍정적인 변화들이 나타나자 비로소 안심이 되었다. 큰일을 해낸 듯 성취감이 들더니 그전에는 없던 호기심이 생기고 의욕도 강해졌다. 지금까지는 감량의 보조수단이었던 운동도 이제부터는 구체적인 계획을 세워 아주 열심히 해야겠다는 생각이 저절로 들었다.

본격적으로 운동을 시작하다

대사증후군을 예방하거나 치료하려면 식사를 조절해 섭취 칼로리를 줄이고 동시에 운동으로 소비 칼로리를 늘리는 것이 효과적이다. 그러나 체중이 많이 나갈 때는 운동에 너무 욕심을 내면 안 된다. 무거운 몸으로

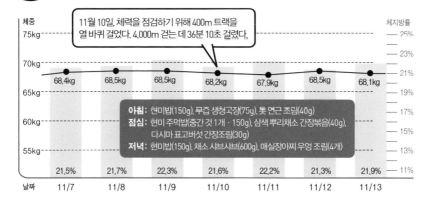

24주째 **하루 평균 섭취 칼로리** 1,400~1,500kcal **하루 평균 소비 칼로리** 2,300~2,400kcal **하루 워킹량** 1만 5,000보

11월 10일, 체력을 점검하기 위해 400m 트랙을 열 바퀴 걸었다. 4,000m 걷는 데 36분 10초 걸렸다.

날짜	11/7	11/8	11/9	11/10	11/11	11/12	11/13
체중	68.4kg	68.5kg	68.5kg	68.2kg	67.9kg	68.5kg	68.1kg
체지방률	21.5%	21.7%	22.3%	21.6%	22.2%	21.3%	21.9%

아침: 현미밥(150g), 무즙 생청국장(75g), 톳 연근 조림(40g)
점심: 현미 주먹밥(중간 것 1개·150g), 삼색 뿌리채소 간장볶음(40g), 다시마 표고버섯 간장조림(30g)
저녁: 현미밥(150g), 채소 샤브샤브(600g), 매실장아찌 우엉 조림(4개)

지나치게 오래 걷거나 달리면 숨이 차고 무릎도 아프다. 심장에 대한 부남노 거시기 때문에 심한 경우에는 긴강해지려고 한 운동 때문에 생명을 잃을 수도 있다.

나는 감량 첫 달부터 매일 30분씩 걸었다. 2개월째부터 5개월째까지는 하루에 약 한 시간씩 8,000~10,000보 정도를 걸었다. 배고프고 어지럽기는 했지만 그 정도의 기운은 있었다. 워킹뿐만 아니라 매일 요리와 세탁 같은 집안일에 사무도 보았다. 섭취 칼로리만 줄여서는 체중이 기대만큼 감소하지 않기 때문에 운동과 생활활동으로 기초대사율을 높여서 소비 칼로리를 늘렸다.

 25주째 **하루 평균 섭취 칼로리** 1,400~1,500kcal **하루 평균 소비 칼로리** 2,300~2,400kcal
하루 워킹량 1만5,000보

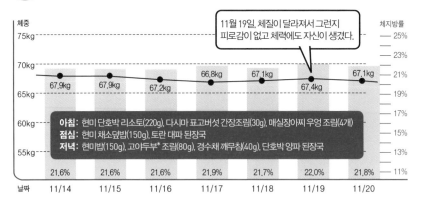

11월 19일, 체질이 달라져서 그런지 피로감이 없고 체력에도 자신이 생겼다.

아침: 현미 단호박 리소토(220g), 다시마 표고버섯 간장조림(30g), 매실장아찌 우엉 조림(4개)
점심: 현미 채소덮밥(150g), 토란 대파 된장국
저녁: 현미밥(150g), 고야두부* 조림(80g), 경수채 깨무침(40g), 단호박 양파 된장국

	11/14	11/15	11/16	11/17	11/18	11/19	11/20
체중	67.9kg	67.9kg	67.2kg	66.8kg	67.1kg	67.4kg	67.1kg
체지방률	21.6%	21.6%	21.6%	21.9%	21.7%	22.0%	21.8%

날짜

*두부를 얼렸다가 말린 것

감량 6개월째로 접어들자 체중이 처음보다 10kg 정도 감소했다. 이때부터는 산책 수준을 넘어 운동으로서 워킹을 본격적으로 시작했다. 워킹 시간을 배로 늘려 하루에 약 2시간씩 1만 5,000보를 걸었다.

이런 경험으로 볼 때 본격적인 운동은 체중이 어느 정도 줄어들고 나서 하는 것이 좋다.

26주째 **하루 평균 섭취 칼로리** 1,400~1,500kcal **하루 평균 소비 칼로리** 2,300~2,400kcal
하루 워킹량 1만 5,000보

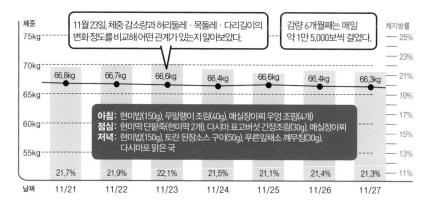

건강검진 결과 아무 이상도 발견되지 않았다

감량 7개월째는 식단을 두 단계로 나누어 칼로리를 조절했다. 전반기에는 소식 3단계(800~900kcal)로 지난달보다 섭취 칼로리를 줄이고, 후반기에는 초소식 1단계(400~500kcal)로 섭취 칼로리를 더 줄였다. 워킹은 1만 5,000보에서 2만 3,000보로 늘렸다.

이번에도 보건복지센터에 가서 12월 15일의 '생활활동 기록표'와 '식사 기록표'를 내고 영양소 비율과 소비 칼로리를 계산해달라고 부탁했다. 이 결과를 보면 감량 7개월째 후반부터 10개월째까지 실천했던 초소식 1단계(400~500kcal) 실천의 효과와 영양의 균형을 확인할 수 있다.

계산 결과 섭취 칼로리는 463kcal이고, 소비 칼로리는 2,456kcal로 나왔다. 하루에 소비하는 칼로리에 비해 섭취하는 칼로리가 전반기에는 약 1,600kcal씩, 후반기에는 약 2,000kcal씩 모자랐다. 더 적게 먹고 더 많이 움직여서 그런지 이번에는 예상보다 체중이 많이 줄었다. 65.8kg(11월 30일)에서 61.7kg(12월 30일)으로 한 달 사이에 무려 6%나 감소했다.

12월 3일에는 보건복지센터에서 2차 기초건강검진을 받았다. 자세한 수치는 227쪽 도표 3-1에 표시했다. 그날은 의사가 자리에 없어 상담은 못 했지만, 결과는 지난번과 마찬가지로 아무 이상이 없는 것으로 나타났다.

27주째 하루 평균 섭취 칼로리 800~900kcal 하루 평균 소비 칼로리 2,450~2,550kcal
하루 워킹량 약 2만 3,000보

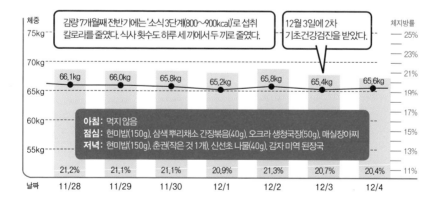

괴롭고 불편했던 증상들이 차례로 좋아지다

오랫동안 낫지 않던 크고 작은 증상들이 눈에 띄게 좋아지기 시작했다. 30년이나 된 손톱진균증과 반상소수포성 백선(버짐의 일종으로 얼굴·목·가슴·배·사지 등에 경계가 뚜렷한 둥근 홍반이 생기고 표면에 작은 수포가 있다)이 사라졌다. 앞에서 말했던 노인성 건피증도 다 나았다.

계단이나 오르막길을 오를 때면 늘 말썽이던 오른쪽 무릎도 더 이상 아프지 않았다. 의자에 한두 시간만 앉아 있어도 허리가 뻐근했는데 이젠 아무렇지도 않다. 소변이 잦아 1시간마다 가던 화장실도 이제 2~3시간에 한 번꼴로 줄었다. 그동안 괴롭고 불편했던 증상들이 차례로 좋아지니 신이 날 정도였다.

반가운 일이 또 있다. 흰머리가 줄면서 모발이 전체적으로 검어진 것

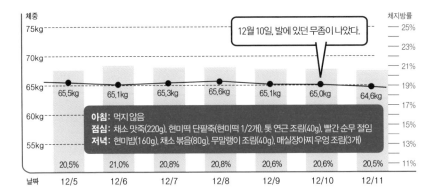

28주째 **하루 평균 섭취 칼로리** 800~900kcal **하루 평균 소비 칼로리** 2,450~2,550kcal
하루 워킹량 약 2만 3,000보

12월 10일, 발에 있던 무좀이 나았다.

체중
75kg
70kg
65kg 65.5kg 65.1kg 65.3kg 65.6kg 65.1kg 65.0kg 64.6kg
60kg
55kg

아침: 먹지 않음
점심: 채소 맛죽(220g), 현미떡 단팥죽(현미떡 1/2개), 톳 연근 조림(40g), 빨간 순무 절임
저녁: 현미밥(160g), 채소 볶음(80g), 무말랭이 조림(40g), 매실장아찌 우엉 조림(3개)

20.5% 21.0% 20.8% 20.8% 20.6% 20.6% 20.5%

체지방률
25%
23%
21%
19%
17%
15%
13%
11%

날짜 12/5 12/6 12/7 12/8 12/9 12/10 12/11

이다. 오랜만에 만난 이발사도 머리를 보더니 놀랐다. 감량 초기에는 흰머리가 엄청났는데, 6개월쯤 지나자 차츰 검어지기 시작했다. 옆에서 보던 아내도 어리둥절해할 정도다.

젊었을 때에 비하면 아직도 머리가 자라는 속도는 느리지만 흰머리는 정말 많이 줄었다. 아마 6개월에서 1년쯤 지나면 흰머리가 한 올도 없을 것 같다. 그 모습을 상상하니 벌써부터 기대가 된다. 이런 변화들 덕에 몸이 전체적으로 젊어진 느낌이 든다. 아무래도 뭔가가 달라지긴 달라진 모양이다.

시험 삼아 목욕할 때 찬물을 끼얹어봤다. 아무렇지도 않았다. 내친김에 냉탕에도 들어갔다. 그것도 아무렇지 않았다. 아침이면 6시 전에 일어나 창문을 열고 찬 공기를 마시면서 팬티 한 장만 입고 체중을 쟀다. 그 모습으로 베란다에 나가도 춥기는커녕 기분이 아주 상쾌했다.

29주째 **하루 평균 섭취 칼로리** 800~900kcal **하루 평균 소비 칼로리** 2,450~2,550kcal **하루 워킹량** 약 2만 3,000보

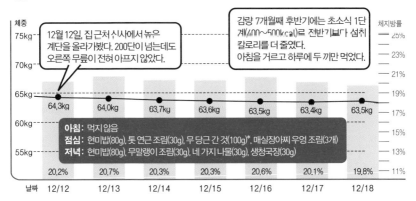

* 무와 당근을 강판에 갈아 섞은 것

체중과 신체 사이즈의 상관성

'12kg 감량, 허리둘레 18cm 감소'는 다이어트 광고에 자주 등장하는 문구다. 평소에도 '이게 과연 사실일까'하고 궁금해했는데, 마침 감량 178일째(11월 23일)에 체중이 정확히 10kg 감소한 걸 보고 한번 확인해 보기로 했다.

- 체중 :   76.6kg → 66.6kg (10kg 감소)
- 허리둘레 : 88cm   → 78cm (10cm 감소)
- 목둘레 :   40cm   → 37.5cm (2.5cm 감소)
- 다리길이 : 74.5cm → 77.0cm (2.5cm 증가)

 30주째 **하루 평균 섭취 칼로리** 800~900kcal **하루 평균 소비 칼로리** 2,450~2,550kcal
하루 워킹량 약 2만 3,000보

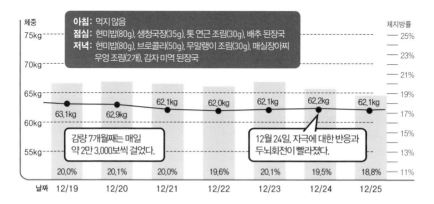

아침: 먹지않음
점심: 현미밥(80g), 생청국장(35g), 톳 연근 조림(30g), 배추 된장국
저녁: 현미밥(80g), 브로콜리(50g), 무말랭이 조림(30g), 매실장아찌 우엉 조림(2개), 감자 미역 된장국

감량 7개월째는 매일 약 2만 3,000보씩 걸었다.

12월 24일, 자극에 대한 반응과 두뇌회전이 빨라졌다.

날짜	12/19	12/20	12/21	12/22	12/23	12/24	12/25
체중	63.1kg	62.9kg	62.1kg	62.0kg	62.1kg	62.2kg	62.1kg
체지방률	20.0%	20.1%	20.0%	19.6%	20.1%	19.5%	18.8%

186

내 경우는 체중이 1kg 줄 때마다 허리둘레도 1cm씩 줄어들었다. 체중이 4kg 줄면 목둘레는 1cm 감소하고 다리길이는 1cm 증가했다. 다리길이가 늘어난 이유는 엉덩이 살이 빠졌기 때문이다.

정리하면, 체중이 8kg 줄었을 때 허리둘레는 8cm, 목둘레는 2cm 줄었고, 다리길이는 2cm 늘어났다.

체중과 허리둘레, 목둘레, 다리길이의 상관성은 나에게만 나타나는 경향은 아니었다. 얼마 후에 감량에 관한 세미나를 열었는데, 그때 참가한 사람들의 기록에서도 마찬가지의 경향을 찾을 수 있었다. 이런 사실을 알고 나니 앞에서 말한 다이어트 광고 문구가 더욱 의심스러워졌다. 정말 실측 자료를 바탕으로 한 근거 있는 말일까?

현재 내 체중은 66kg이고 다리길이는 76cm이다. 이 다리길이에 맞는

31주째 **하루 평균 섭취 칼로리** 800~900kcal **하루 평균 소비 칼로리** 2,450~2,550kcal
하루 워킹량 약 2만 3,000보

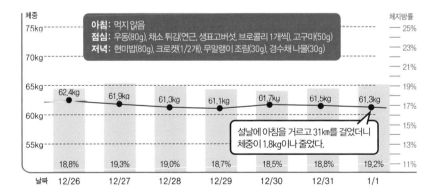

아침: 먹지 않음
점심: 우동(80g), 채소 튀김(연근, 생표고버섯, 브로콜리 1개씩), 고구마(50g)
저녁: 현미밥(80g), 크로켓(1/2개), 무말랭이 조림(30g), 경수채 나물(30g)

설날에 아침을 거르고 31km를 걸었더니 체중이 1.8kg이나 줄었다.

바지는 허리둘레가 76cm이다. 한계는 있겠지만 위에서 본 상관관계에 따르면, 목표 체중인 54kg(체질량지수 18)이 되면 다리길이는 3cm나 더 늘어날 것이다. 그땐 정말 사이즈 맞는 바지를 찾기가 어려울 것 같다. 나처럼 엉덩이가 큰 체형은 허리둘레나 다리길이에 맞춰 S사이즈를 입으면 앞 지퍼를 채울 수가 없다.

옷 고르는 수고와 옷맵시를 생각해서라도 섭취 칼로리와 운동량을 잘 조절해서 체질량지수가 18 아래로 떨어지지 않도록 해야겠다. 여러분도 목표 체중을 정할 때는 체형의 변화까지 고려하길 바란다.

체중 증감의 미스터리

체중은 먹은 양만큼 늘어나는 것이 이치에 맞다. 그런데 하루에 몇 번씩 체중을 재다 보니 그 이치에 어긋나는 경우를 종종 발견하게 된다. 예를 들면 다음과 같다.

식사 전에 체중을 재고, 내가 먹을 밥과 반찬의 양(200g)도 쟀다. 식사 후 1시간과 2시간이 지나 체중을 쟀더니 각각 500g과 1,000g이 늘었다. 운동이나 별다른 신체활동 없이 3시간 더 있다가 체중을 쟀더니 이번에는 200g이 줄었다.

이유는 모르겠지만 어쨌든 내가 먹은 음식의 양과 늘어난 체중은 같지 않았다. 평소 알고 지내던 영양관리사에게 이런 사실을 말했더니 그럴 리가 없다고 했다. 그래서 좀 더 정확한 자료를 모으기로 했다.

그날 하루에 마시거나 요리에 사용한 수분의 양과 소변의 양, 식품의 무게와 대변의 무게를 모두 재서 일주일간 매일 기록했다. 그 결과로 식사량과 식후 1시간, 2시간, 3시간 후의 체중을 비교했다. 역시 이번에도 계산이 맞지 않았다. 도무지 영문을 모르겠다.

나처럼 소박한 의문을 품고 이런 한심한 측정을 마다하지 않는 영양학자가 얼른 등장했으면 하는 바람이다.

객관적인 수치로 건강 상태를 확인하다

이번에도 초소식 1단계(400~500kcal)를 유지하고, 매일 2만 3,000보씩 걸었다. 그 결과 체중은 61.5kg(12월 31일)에서 58.3kg(1월 30일)으로 약 5% 감소했다.

새해 1월 하순에는 백혈구 분획 검사와 기초건강검진, 골다공증 검사, 모발 미네랄 검사를 했다. 그 결과를 말하기 전에 먼저 설날에 나 홀로 실행했던 이벤트를 소개한다.

약6시간의 워킹에 도전하다

2008년 1월 1일 설날에 31km 워킹에 도전했다. 그동안 매일 약 20km씩 걷고 있었는데, 아침을 거르고도 과연 이 정도 거리를 걸을 수 있을지 확인해보기로 했다. 워킹 코스는 다음과 같다.

집 $\xrightarrow{3.5km}$ 구라키 공원 한 바퀴(2.5km) $\xrightarrow{6km}$ 네기시 수목원 두 바퀴 (4km) $\xrightarrow{2.5km}$ 노게야마 동물원 $\xrightarrow{2km}$ 요코하마역 $\xrightarrow{1km}$ 사쿠라기초 미나토미라이 $\xrightarrow{1km}$ 야마시타 공원 $\xrightarrow{1km}$ 요코하마 중화거리 $\xrightarrow{0.5km}$ 엔마치 미나토노미에루오카 공원(가파른 언덕길 0.5km) $\xrightarrow{3km}$ 네기시 수목원 $\xrightarrow{3.5km}$ 집

아침 6시에 집에서 출발해 다시 집으로 돌아오는 데 5시간 45분이 걸렸다. 온몸에 힘이 하나도 남지 않았지만 기분은 최고였다.

32주째

하루 평균 섭취 칼로리 400~500kcal **하루 평균 소비 칼로리** 2,450~2,550kcal
하루 워킹량 약2만3,000보

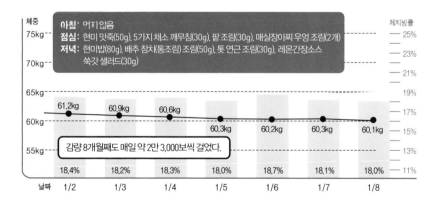

아침: 먹지않음
점심: 현미 맛죽(50g), 5가지 채소 깨무침(30g), 팥 조림(30g), 매실장아찌 우엉 조림(2개)
저녁: 현미밥(80g), 배추 참치(통조림) 조림(50g), 톳 연근 조림(30g), 레몬간장소스 쑥갓 샐러드(30g)

감량 8개월째도 매일 약 2만 3,000보씩 걸었다.

체중	61.2kg	60.9kg	60.6kg	60.3kg	60.2kg	60.3kg	60.1kg
	18.4%	18.2%	18.3%	18.0%	18.7%	18.1%	18.0%
날짜	1/2	1/3	1/4	1/5	1/6	1/7	1/8

그런데 이 정도 운동량이면 체중은 과연 얼마나 줄었을까? 집에 돌아와 체중을 재니 59.9kg이었나. 출발 진에 잰 체중에서 1.8kg 줄었다. 그런데 다음날 아침이 되니 체중이 원래대로 돌아왔다. 신기할 따름이다.

3차 건강검진 결과에서도 이상이 없었다

백혈구 분획 검사 결과에 면역력을 나타내는 림프구의 비율이 24%로 나왔다. 표준이 35~41%이므로 내 검사치는 꽤 낮은 편이다. 조금 염려가 되어 아보 도오루 선생께 물었더니 나같이 해탈의 경지에 이른 사람은 그 정도라도 괜찮다고 했다.

3차 건강검진은 보건복지센터가 아니라 일반 병원에서 받았다. 지난번과 마찬가지로 최근 2개월 동안 체중이 2kg 이상 감소한 경우에는 의

33주째 하루 평균 섭취 칼로리 400~500kcal 하루 평균 소비 칼로리 2,450~2,550kcal
하루 워킹량 약 2만 3,000보

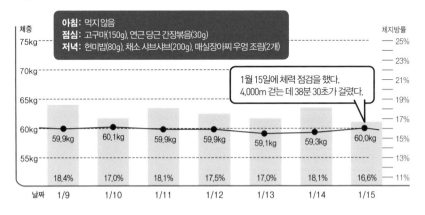

사에게 알리라는 지시가 있었다. 그래서 진행 중인 감량 계획의 목적과 방법 등을 의사에게 설명했다.

그러자 의사는 내가 먹는 음식에 단백질이 부족하기 때문에 계속 이렇게 먹다가는 생명이 위험할 수 있다고 했다. 그래서 알부민 검사를 받았다. 결과는 4.2g/dL이었다. 평균치가 3.8~5.3g/dL이므로 내 검사치는 평균치 중의 평균치였다.

34주째 **하루 평균 섭취 칼로리** 400~500kcal **하루 평균 소비 칼로리** 2,450~2,550kcal
하루 워킹량 약 2만 3,000보

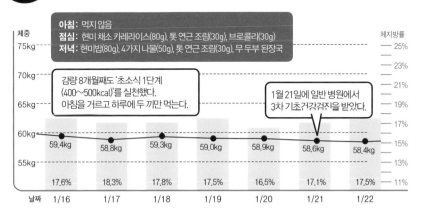

의사는 내 식단이 단백질을 섭취하는 데 문제가 없다는 것을 확인하자 이번에는 기초건강검진 항목에도 없는 미량영양소 이야기를 꺼내며 이렇게 경고했다.

"사람은 식물이 아니라서 미네랄이 몸속에서 합성되지 않아요. 그래서 음식으로 섭취해야 하는 겁니다. 자칫하면 뼈에 구멍이 숭숭 뚫린다니까요."

그래서 나는 골밀도를 측정해보자고 했다. 이틀 후 골밀도 검사 결과가 나오자 의사는 못 믿겠다는 표정으로 골밀도 역시 정상이라고 말했다. 미국까지 보내 분석했던 모발 미네랄 검사 결과에서도 아무 이상이 발견되지 않았다.

하루 평균 섭취 칼로리 400~500kcal **하루 평균 소비 칼로리** 2,450~2,550kcal
하루 워킹량 약2만 3,000보

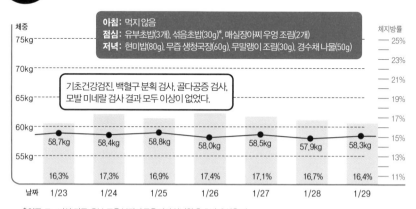

아침: 먹지 않음
점심: 유부초밥(3개), 섞음초밥(30g)*, 매실장아찌 우엉 조림(2개)
저녁: 현미밥(80g), 무즙 생청국장(60g), 무말랭이 조림(30g), 경수채 나물(50g)

기초건강검진, 백혈구 분획 검사, 골다공증 검사, 모발 미네랄 검사 결과 모두 이상이 없었다.

날짜	1/23	1/24	1/25	1/26	1/27	1/28	1/29
체중	58.7kg	58.4kg	58.8kg	58.0kg	58.5kg	57.9kg	58.3kg
체지방률	16.3%	17.3%	16.9%	17.4%	17.1%	16.7%	16.4%

*연근, 표고버섯, 당근, 유부, 구운 붕장어 등을 각각 양념한 후 초밥에 섞은 것

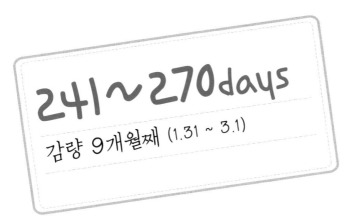

241~270days

감량 9개월째 (1.31 ~ 3.1)

추위에 강해지고 자연치유력이 높아지다

이번 달에도 초소식 1단계(400~500kcal)를 유지하고 매일 2만 3,000보씩 걸었다. 체중은 58.6kg(1월 31일)에서 57.3kg(3월 1일)으로 약 2% 감소했다.

추위에 강해지다

오키나와에서 열린 체질 개선 세미나에서 강연을 마치고 2월 25일에 요코하마로 돌아왔다. 바다와 가까운 요코하마 네기시역은 그날따라 바람이 더욱 세찼다. 요코하마 베이브리지에서는 풍속 24m의 강풍 때문에 차가 전복되는 사고가 났다고 한다.

오전 10시에는 네기시역에도 풍속 10m가 넘는 바람이 불었다. 기온은 6℃였지만 체감온도는 그보다 훨씬 낮았다. 그런데 웬일인지 찬 기운이 아주 상쾌하게 느껴졌다. 옛날 같으면 바람 소리만 나도 당장 옷깃을 여미고 추위를 피하기 위해 어디론가 들어갔을 것이다. 그런데 지금은 고개를 들어 차가운 바람을 맞이하고 있다.

이런 추위라면 몸이 움츠러들고 뻣뻣해지기 마련인데 내 몸은 도리어

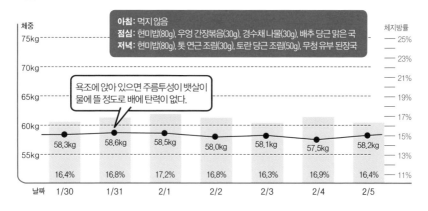

36주째 **하루 평균 섭취 칼로리** 400~500kcal **하루 평균 소비 칼로리** 2,450~2,550kcal
하루 워킹량 약 2만 3,000보

아침: 먹지 않음
점심: 현미밥(80g), 우엉 간장볶음(30g), 경수채 나물(30g), 배추 당근 맑은 국
저녁: 현미밥(80g), 톳 연근 조림(30g), 토란 당근 조림(50g), 무청 유부 된장국

욕조에 앉아 있으면 주름투성이 뱃살이 물에 뜰 정도로 배에 탄력이 없다.

날짜	1/30	1/31	2/1	2/2	2/3	2/4	2/5
체중	58.3kg	58.6kg	58.5kg	58.0kg	58.1kg	57.5kg	58.2kg
체지방률	16.4%	16.8%	17.2%	16.8%	16.3%	16.9%	16.4%

유연하게 움직였다. 도대체 무엇 때문에 추위를 이렇게 쾌적하게 느낄 수 있게 됐는지 신기하기만 하다.

무엇보다 놀라운 변화는 사우나에서 몸을 덥히지 않고 바로 냉탕에 들어갈 수 있게 된 것이다. 나는 본래부터 찬물을 아주 싫어했지만 냉수욕이 건강에 좋다고 하기에 하는 수없이 몸을 충분히 덥히고 나서 겨우겨우 찬물에 들어갔었다. 그런데 요즘은 아예 처음부터 냉탕에 들어간다. 찬물에 몸을 담그고 있으면 기분이 아주 상쾌해진다.

이런 변화가 일어난 원인은 단순히 심리적으로 찬물을 두려워하지 않게 됐기 때문이 아니라, 이번 칼로리 감량으로 체질이 바뀌어 추위에 강해졌기 때문이다.

 하루 평균 섭취 칼로리 400~500kcal **하루 평균 소비 칼로리** 2,450~2,550kcal
하루 워킹량 약 2만 3,000보

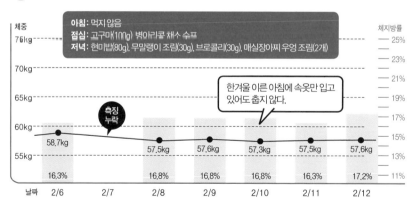

치주염이 나았다

지난 10월 하순에 갔던 치과에 다시 갔다. 그때 충치를 빼야 된다는 말을 들었지만 여태 그대로 두었다. 입 속을 한참이나 들여다보던 의사가 고개를 갸우뚱거리며 "치주염이 다 나았네요. 잇몸의 색도 아주 좋습니다"라고 말했다. 보면서도 못 믿겠다는 눈치였다.

그러나 충치는 이미 뿌리가 없는 상태라서 결국 빼야만 했다. 발치 후에 항생제와 진통제를 받았다. 곪지 않도록 약을 꼭 먹으라는 지시를 들었지만 따르지 않았다. 그 부위의 혈액순환만 잘되면 통증도 사라질 거라고 생각했기 때문이다. 예상대로 발치 부위는 곪지도 아프지도 않았다.

이번 감량을 통해 신진대사가 활발해지고 자연치유력이 높아진 것이 확인되었다. 또 체질도 점점 더 강해지고 있다. 치주염이 저절로 낫고 발

38주째 **하루 평균 섭취 칼로리** 400~500kcal **하루 평균 소비 칼로리** 2,450~2,550kcal
하루 워킹량 약 2만 3,000보

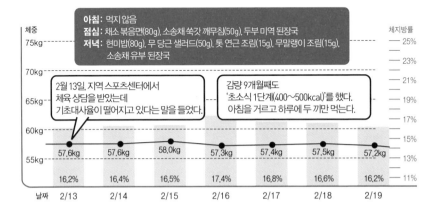

치 부위가 금세 가라앉는 것도 그 때문이다. 이런 긍정적인 효과를 체험하고 나니 내 감량에 대한 자신감이 더욱 커졌다.

검사 결과와 실감의 차이

객관적인 수치로 보면 감량 효과는 완만하지만, 그에 대한 주관적인 감정의 변화는 매우 컸다. 내 몸에 일어난 엄청난 변화를 실감하게 되자 건강과 몸에 대한 의식이 완전히 바뀌었다.

건강검진 후에 매번 아무 이상이 없다는 통보를 받았지만 감량 기간이 길어질수록 그런 객관적인 결과와 주관적인 체감의 차이가 점점 더 벌어졌다. 단순히 이상이 없다는 사실에 그치는 것이 아니라 내 몸이 점점 더 좋아지고 있기 때문이다. 건강을 직접 느끼게 되니 온종일 유쾌하다.

39주째 **하루 평균 섭취 칼로리** 400~500kcal **하루 평균 소비 칼로리** 2,450~2,550kcal **하루 워킹량** 약 2만 3,000보

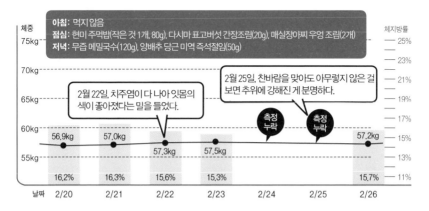

몸이 건강하면 정신적으로도 안정이 된다. 몸과 마음이 조화를 이루면 외부 환경의 변화에 적절히 대응할 수 있게 된다. 예를 들어 기온이 떨어지면 내 몸이 얼른 이를 감지해 추위를 막기 때문에 좋은 기분을 유지할 수 있다. 그 반대도 마찬가지다. 신체적응력이 향상되자 마음에도 여유가 생겼다. 뭐든 할 수 있을 것 같은 자신감과 의욕이 넘쳐 날마다 즐겁다.

감량 전과 감량 후의 차이가 이렇게나 엄청나다.

보기 싫은 상체

1월 하순에 드디어 체중이 60kg 아래로 떨어졌다. 이때 갑자기 고민거리 하나가 나타나 그동안 어렵게 얻은 성취감과 자신감을 흔들어 놓았다.

매일같이 워킹을 한 덕에 하체에는 꽤 보기 좋게 근육이 붙었지만 상

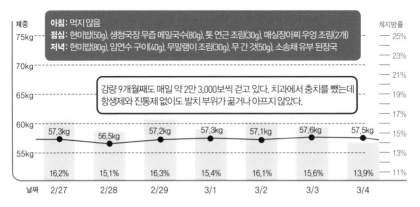

40주째 **하루 평균 섭취 칼로리** 400~500kcal **하루 평균 소비 칼로리** 2,450~2,550kcal
하루 워킹량 약 2만 3,000보

아침: 먹지 않음
점심: 현미밥(50g), 생청국장 무즙 메밀국수(80g), 톳 연근 조림(30g), 매실장아찌 우엉 조림(2개)
저녁: 현미밥(80g), 임연수 구이(40g), 무말랭이 조림(30g), 무 간 것(50g), 소송채 유부 된장국

감량 9개월째도 매일 약 2만 3,000보씩 걷고 있다. 치과에서 충치를 뺐는데 항생제와 진통제 없이도 발치 부위가 곪거나 아프지 않았다.

날짜	2/27	2/28	2/29	3/1	3/2	3/3	3/4
체중	57.3kg	56.5kg	57.2kg	57.3kg	57.1kg	57.6kg	57.5kg
체지방률	16.2%	15.1%	16.3%	15.4%	16.1%	15.6%	13.9%

체는 영 말이 아니었다. 뱃살이 빠지면서 피부가 축 늘어지기 시작하더니 이제는 욕조에 앉아 있으면 주름투성이 뱃가죽이 물에 뜰 정도다. 내가 봐도 한심할 지경이다. 아기를 갓 낳은 산모의 배가 저렇지 않을까 싶었다.

그래서 지역 스포츠센터에서 실시하는 체육 상담을 받아보기로 했다. 기초대사율을 높이면서 상체를 단련하려면 어떻게 해야 하는지 구체적인 방법을 묻기 위해서다.

1월 21일에 했던 기초건강검진 결과표를 가지고 갔다. 진행 중인 감량 계획에 대해 이야기하자 상담을 맡은 운동생리학자는 걱정스러운 표정으로 이렇게 말했다.

"이런 말씀 드리긴 그렇지만, 운동생리학의 관점에서 보면 이런 상태가 지속될 경우 기초대사율이 떨어지고 체지방·근육·뼈가 소모되어 석 달 후면 돌아가실 수도 있습니다."

고민거리였던 상체의 문제는 걸을 때 팔을 크게 흔들고 평소에도 상체를 많이 쓰려고 애썼더니 차츰 해결되었다. 서너 달이 지나자 축 늘어졌던 뱃살에도 탄력이 생겼다.

'이런 상태로 계속 가면 죽을 수도 있다'던 운동생리학자의 예언이 적중했는지는 나중에 밝히겠다.

271~300days
감량 10개월째 (3.2 ~ 3.29)

잠이 줄고 몸은 가뿐하다

이번 달에도 초소식 1단계(400~500kcal)를 유지하고 매일 약 2만 3,000보씩 걸었다. 체중은 57.1kg(3월 2일)에서 56.3kg(3월 29일)으로 1% 감소했다. 감소량은 적었지만 드디어 체질량지수가 18에 가까워졌다. 목표대로라면 이제 슬슬 한계에 가까워진 셈이다.

3월 13일에 지난번과 같은 병원에서 4차 기초건강검진을 받았다. 담당 의사는 어이가 없는 표정으로 결과가 모두 정상이라고 알려주었다. 그러고는 "지금까지는 괜찮았을지 몰라도 계속 이렇게 먹다가는 앞으로 건강에 문제가 생길 것"이라고 덧붙였다. 내가 벌써 넉 달째 매일

500kcal만 섭취하고 있다고 말하자 의사는 더 이상 말을 하지 않았다.

기초대사율과 수면 시간

기초대사율이 높으면 살이 잘 찌지 않는다고 한다. 가벼운 운동과 숙면, 근육 운동 등이 기초대사율 향상에 도움이 된다.

그런데 내 체중계에 표시되는 기초대사량이 한때 계속 감소한 적이 있었다. 지난번 지역 스포츠센터에서 체육 상담을 해주었던 운동생리학 교수가 그 사실을 지적하며 혹시 감량 전보다 수면 시간이 늘어나지 않았느냐고 물었다.

 하루 평균 섭취 칼로리 400~500kcal **하루 평균 소비 칼로리** 2,450~2,550kcal
하루 워킹량 약 2만 3,000보

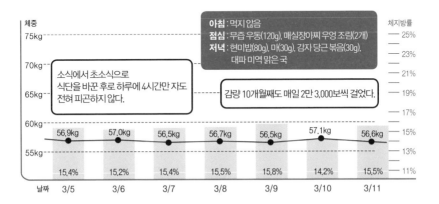

아침 : 먹지 않음
점심 : 무즙 우동(120g), 매실장아찌 우엉 조림(2개)
저녁 : 현미밥(80g), 마(30g), 감자 당근 볶음(30g), 대파 미역 맑은 국

소식에서 초소식으로 식단을 바꾼 후로 하루에 4시간만 자도 전혀 피곤하지 않다.

감량 10개월째도 매일 2만 3,000보씩 걸었다.

날짜	3/5	3/6	3/7	3/8	3/9	3/10	3/11
체중	56.9kg	57.0kg	56.5kg	56.7kg	56.5kg	57.1kg	56.6kg
체지방률	15.4%	15.2%	15.4%	15.5%	15.8%	14.2%	15.5%

질문의 본뜻은 '체중이 줄고 근육이 감소하면 기초대사율이 떨어진다. 이로 인해 몸이 안정 상태를 유지하려 하기 때문에 잠이 많아진다'는 게 아닐까 싶다. 그러나 내 경우는 달랐다. 수면 시간이 점점 줄어들어 요즘은 4시간만 자도 아주 개운하다고 말하자 그 교수는 못 믿겠다는 듯 고개를 저었다.

나는 평소에 밤 11시에 자서 아침 6시에 일어나는데 지난 1, 2월부터는 새벽 3시면 잠이 깼다. 그때가 마침 소식에서 초소식으로 식단을 바꾼지 한두 달쯤 지났을 무렵이다. 아침잠이 많아지는 겨울인데도 새벽에 가뿐하게 일어났다.

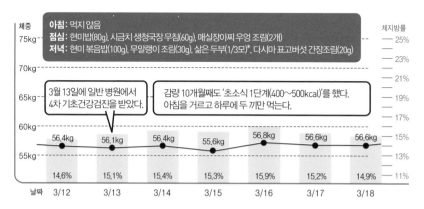

42주째 **하루 평균 섭취 칼로리** 400~500kcal **하루 평균 소비 칼로리** 2,450~2,550kcal
하루 워킹량 약2만3,000보

체중
75kg

아침: 먹지않음
점심: 현미밥(80g), 시금치 생청국장 무침(60g), 매실장아찌 우엉 조림(2개)
저녁: 현미 볶음밥(100g), 무말랭이 조림(30g), 삶은 두부(1/3모)*, 다시마 표고버섯 간장조림(20g)

체지방률
25%
23%

70kg

21%

3월 13일에 일반 병원에서 4차 기초건강검진을 받았다.

감량 10개월째도 '초소식 1단계(400~500kcal)'를 했다. 아침을 거르고 하루에 두 끼만 먹는다.

65kg
19%
17%

60kg
56.4kg   56.1kg   56.4kg   55.6kg   56.8kg   56.6kg   56.6kg
15%
55kg
13%
14.6%   15.1%   15.4%   15.3%   15.9%   15.2%   14.9%
11%

날짜   3/12   3/13   3/14   3/15   3/16   3/17   3/18

*다시마 우린 물에 두부를 삶아 간장 등에 찍어 먹는다.

이런 경험에서 볼 때 평소에 잠이 너무 많거나 바빠서 잠을 좀 줄여야 하는 사람은 소식이나 초소식을 하면 좋을 것 같다. 무리해서 잠을 적게 자면 건강을 해치지만 소식이나 초소식을 하면 그 효과로 자연스럽게 잠이 줄고 피로감도 남지 않기 때문이다.

하루 평균 섭취 칼로리 400~500kcal **하루 평균 소비 칼로리** 2,450~2,550kcal
하루 워킹량 약 2만 3,000보

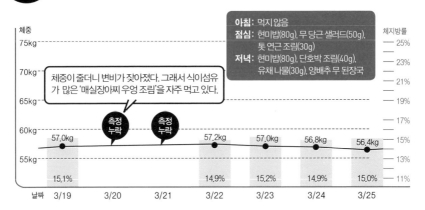

목표 체중을 유지하기 위해 체중을 늘리다

체질량지수가 목표보다 더 떨어지지 않도록 섭취 칼로리와 운동량을 조절했다. 식단은 초소식 1단계(400~500kcal)에서 소식 3단계(800 ~900kcal)로 바꾸고, 하루에 2만 3,000보씩 걷던 것을 1만 5,000보로 줄였다. 그런데도 체중은 56.3kg(3월 30일)에서 54.6kg(4월 29일)으로 약 3% 감소했다.

4월 16일에는 지난번에 체육 상담을 받았던 지역 스포츠센터를 찾았다. "이대로 가다가는 석 달 후에 사망할 수 있다"고 경고했던 운동생리학 교수를 찾아뵙고 4차 기초건강검진 결과를 보여드렸다. 점점 더 건강해지고 있다는 내 말에 그는 자신의 연구실에서 기초대사량을 정확하게 측정해보자고 했다. 그렇지 않아도 시판 체중계에 표시되는 기초대사량이 미덥지 못하던 차라 그의 제안이 무척 반가웠다.

4월 18일에 체중이 53.8kg이 되었다. 결국 목표했던 체질량지수 18(54kg)을 지키지 못했다. 아무래도 섭취 칼로리와 운동량을 조절하지 않으면 체중을 유지하기 어려울 것 같다. 더 이상 살이 빠지지 않도록 식단을 소식 2단계(1,200~1,300kcal)로 바꾸고 당분간은 워킹 같은 운동을 자제하기로 했다.

하루 평균 섭취 칼로리 400~500kcal **하루 평균 소비 칼로리** 2,450~2,550kcal
하루 워킹량 약 2만 3,000보

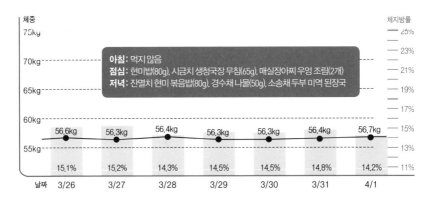

기초대사량을 측정하다

4월 22일에는 약속대로 운동생리학 교수의 연구실에서 기초대사량을 측정했다.

기초대사량은 전날 저녁식사를 마치고 12~16시간이 지나 먹은 음식이 완전히 소화 흡수된 이른 아침에 공복 상태로 잰다. 측정 전에 담배를 피우거나, 저녁에 고단백질 음식을 먹으면 안 된다. 실온 20℃, 습도 60%인 실내에서 기초 체온과 각성 상태가 정상이고 심신에 자극이 없는 상태로 천장을 보고 누워 그대로 30분 이상 지난 후 분당 산소 섭취량을 측정한다. 이 수치에 연령·성별에 따른 계수를 곱하고, 이를 하루 분량으로 환산해서 기초대사량을 산출한다.

 45주째 **하루 평균 섭취 칼로리** 800~900kcal **하루 평균 소비 칼로리** 2,400kcal
하루 워킹량 1만 5,000보

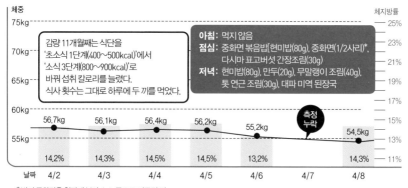

체중

	아침:	먹지 않음
	점심:	중화면 볶음밥[현미밥(80g), 중화면(1/2사리)*, 다시마 표고버섯 간장조림(30g)
	저녁:	현미밥(80g), 만두(20g), 무말랭이 조림(40g), 톳 연근 조림(30g), 대파 미역 된장국

감량 11개월째는 식단을
'초소식 1단계(400~500kcal)'에서
'소식 3단계(800~900kcal)'로
바꿔 섭취 칼로리를 늘렸다.
식사 횟수는 그대로 하루에 두 끼를 먹었다.

측정 누락

날짜	4/2	4/3	4/4	4/5	4/6	4/7	4/8
	56.7kg	56.1kg	56.4kg	56.2kg	55.2kg		54.5kg
	14.2%	14.3%	14.5%	14.5%	13.2%		14.3%

*밥과 중화면을 철판에 볶아 소스 등으로 버무린 것

208

이런 방법으로 계산한 내 1일 기초대사량은 1,069kcal였다. 일반 성인 남성의 1일 기초대사량 1,600kcal과 비교하면 32% 정도 더 적었다. 이 정도의 기초대사량은 명상을 할 때 소모되는 에너지와 비슷한 수준이다. 내 기초대사량을 기준으로 하루에 필요한 칼로리를 산출하니 1,782kcal 였다. 그런데 나는 하루 권장 칼로리의 3분의 1에도 못 미치는 500kcal 정도를 섭취하며 살고 있다.

이에 대해 운동생리학 교수는 자신이 대사에 관한 전문가가 아니라서 정확히는 모르겠지만 아마도 내가 체질적으로 기초대사량이 적기 때문에 필요 칼로리도 적고, 그러니 적게 먹어도 생활할 수 있는 것이 아닐까 라고 추측했다.

기초대사량 측정 외에 체성분 검사도 했다. 결과를 보니 저체중이지만 근육량은 표준이고, 단백질이 조금 부족하다는 것 외에는 특별한 문제가

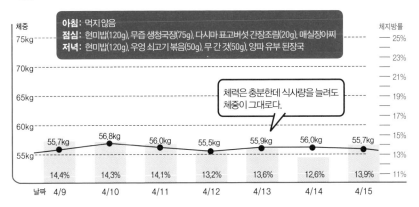

없었다. 체지방률도 14.9%로 표준 범위에 들었다. 이 결과에 교수보다 내가 더 놀랐다.

단백질을 조금 부족하다지만 지난번 혈액검사에서 이상이 발견되지 않았기 때문에 신경 쓰지 않기로 했다. '이상을 알리는 신호가 내 몸에 전혀 나타나지 않고 있으니 안심해도 되지 않을까?' 이렇게 생각하니 마음이 활짝 갰다.

체력을 점검하다

집에서 가까운 공원에 400m 트랙이 있다. 그곳에서 두 차례 체력을 점검했다.

처음은 감량 165일째에 실시했다. 당시 식단은 소식 2단계

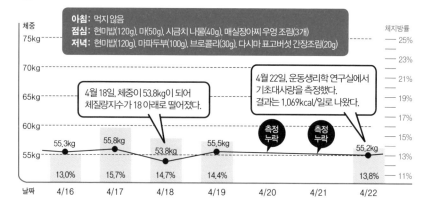

(1,200~1,300kcal), 체중은 68.2kg이었다. 걸어서 400m 트랙을 열 바퀴 돌 았다. 4,000m를 걷는 데 36분 10초가 걸렸다. 일반적인 보행 속도의 2배에 조금 못 미친다. 이 정도면 체력은 충분하다.

두 번째 체력 점검은 감량 231일째에 실시했다. 초소식 1단계 (400~500kcal)를 실천하고 있었고, 체중은 60kg이었다. 지난번과 마찬가지로 400m 트랙을 열 바퀴 걸었다. 이번에는 38분 30초가 걸렸다. 2분 정도 더 오래 걸렸지만 처음 기록과 큰 차이는 아니다.

만보기에 표시된 보폭과 보행 속도를 보면 첫 번째 체력 점검 때는 보폭이 83cm에 속도는 분당 110m였고, 두 번째 체력 점검 때는 보폭 81cm에 속도는 분당 104m였다. 보폭은 대개 어깨너비와 비슷하다고 하던데, 내 어깨너비(70cm)에 비하면 보폭이 꽤 넓은 편이다. 현재의 건강 상태를 진단하는 기준으로 측정 수치뿐만 아니라 보폭의 감각이나 속도

하루 평균 섭취 칼로리 800~900kcal **하루 평균 소비 칼로리** 2,400kcal
하루 워킹량 1만 5,000보

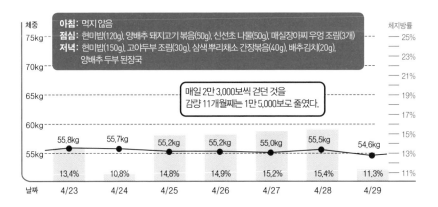

감까지 고려하면 체력과 지구력을 주관적으로도 파악할 수 있다.

곧 봄이다. 내 몸에도 진징힌 기운이 충만히다.

변비와 공복감

반단식을 하고 나니 없던 변비가 생겼다거나 먹은 양보다 훨씬 더 많은 변이 나왔다는 등 사람들은 배변과 관련된 이야기를 많이 한다. 나도 감량 중에 닷새나 변을 보지 못했던 적이 여러 번 있었다. 감량 전에는 계속 현미채식을 했기 때문에 변비 걱정은 해본 적이 없었다.

감량과 변비와의 관계를 곰곰이 생각하다 이런 추리를 한번 해봤다. 뱃살이 빠지면 피부가 주름지고 축 늘어지는 것처럼 살이 계속 빠지면 피부·지방·근육·장과 같이 평소에 맞닿아 있던 부위도 서서히 벌어져 틈이 생기는 게 아닐까? 예를 들어 지방이 감소하면 장을 내리누르거나 떠받치던 힘(자극)이 줄어들게 되므로 연동운동이 멈춘다. 즉 변비가 되는 것이다. 지방이나 근육과 장의 관계가 안정되면 다시 연동운동이 시작돼 배변이 원활해진다.

나는 변을 보면 배가 고파진다. 아침에 바빠서 볼일을 못 본 날은 한동안 공복감이 들지 않는다. 그러다 화장실에 다녀오면 갑자기 배가 고파진다. 특히 초소식 1단계(400~500kcal)에서 그런 적이 많았다.

요즘 뱃살이 탄력을 되찾고 나니 마치 개나 고양이처럼 매일 아침 규칙적으로 변을 볼 수 있게 되었다. 왠지 동물적 감각이 되살아나는 것 같아 기분이 좋다.

배고프면 속이 편하고 기분이 좋다

지난달에 이어 소식 3단계(800~900kcal)를 유지하면서 매일 1만 5,000보씩 걸었다. 체중은 55.2kg(4월 30일)에서 57.1kg(5월 29일)으로 약 3% 늘었다. 체질량지수도 증가해 19.1이 되었다. 식사량을 늘렸더니 그 효과가 나타난 모양이다.

다음 목표는 내게 가장 알맞은 체중을 찾는 것이다.

자기 암시와 굳은 신념의 결과?

기초대사량을 측정해주었던 운동생리학 교수가 내게 이런 말을 했다.

"시바타 씨는 마음먹은 것을 반드시 실현하려는 의지와 자기암시가 아주 강한 분 같습니다. 바로 그 신념이 이번 감량 계획에서 가장 중요한 역할을 한 건 아닐까요?"

나는 1년간 매일 필요 칼로리보다 한참이나 부족한 칼로리로 살았다. 그래도 건강에 문제가 생기기는커녕 신체적으로 더 강인해지고 정신적으로 더 충만해졌다. 그 이유가 다름 아닌 내 굳은 신념이란 말인가? 내가 자기암시로 체내 대사활동을 조절이라도 한다는 뜻인가? 정말 그렇다

49주째 | 하루 평균 섭취 칼로리 800~900kcal | 하루 평균 소비 칼로리 2,400kcal
하루 워킹량 1만 5,000보

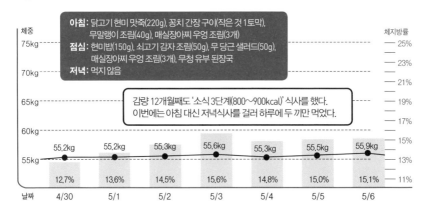

아침: 닭고기 현미 맛죽(220g), 꽁치 간장 구이(작은 것 1토막),
무말랭이 조림(40g), 매실장아찌 우엉 조림(3개)
점심: 현미밥(150g), 쇠고기 감자 조림(50g), 무 당근 샐러드(50g),
매실장아찌 우엉 조림(3개), 무청 유부 된장국
저녁: 먹지 않음

감량 12개월째도 '소식 3단계(800~900kcal)' 식사를 했다.
이번에는 아침 대신 저녁식사를 걸러 하루에 두 끼만 먹었다.

체중	4/30	5/1	5/2	5/3	5/4	5/5	5/6
	55.2kg	55.2kg	55.3kg	55.6kg	55.3kg	55.5kg	55.9kg
체지방률	12.7%	13.6%	14.5%	15.6%	14.8%	15.0%	15.1%

면 누구나 강한 믿음을 갖고 자신이 놓인 상황에 맞는 방법을 찾아 실천하면 반드시 원하는 결과를 얻게 될 것이다.

말이 나온 김에 한번 생각해보자. 과학자가 보기에 무모하기 짝이 없는 이런 칼로리 감량의 성공 요인이 그저 '신념' 하나라고 하면 납득이 가는가? 이번 감량은 '생(生)'과 '사(死)'와 '식(食)' 사이에 존재하는 인과관계, 즉 '이치'라고 하는 과학적 근거가 바탕을 이루었기 때문에 가능했던 것이다.

림프구 비율이 낮아도 건강하다

앞에서 말했지만 백혈구 분획 검사 결과에서 림프구 비율이 24%로 매우 낮게 나왔다. 이 수치만 보면 암이 생겨도 이상하지 않을 정도라고 한

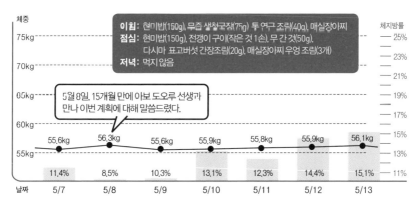

다. 이에 대해 아보 도오루 선생은 "고된 수행이나 깊은 수양을 하는 승려처럼 정신적으로 안정된 사람은 림프구 비율이 낮아도 큰 문제가 없다"고 했다.

아보 도오루의 면역학에서는 림프구 비율이 35~41% 범위에 있을 때 면역력이 충분하다고 판단한다. 그러나 내가 알기로는 말기암을 극복한 분들 중에도 림프구 비율이 20% 이하인 경우가 적지 않다. 수치상으로는 분명 면역력이 약한데 어째서 암이 재발하지 않는 것일까?

의사가 포기했던 환자가 기적적으로 회복하는 사례를 보면 대개 갑작스럽게 '바람직한' 변화가 일어난 경우가 많다. 이런 정신적인 요소도 앞에서 말한 생(生)과 사(死)와 식(食) 사이에 존재하는 이치의 하나일 것이다.

51주째 **하루 평균 섭취 칼로리** 800~900kcal **하루 평균 소비 칼로리** 2,400kcal
하루 워킹량 1만 5,000보

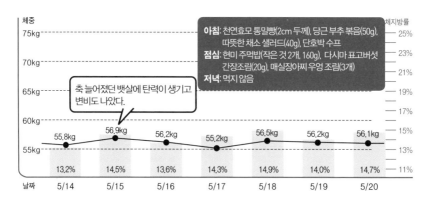

아침: 천연효모 통밀빵(2cm 두께), 당근 부추 볶음(50g), 따뜻한 채소 샐러드(40g), 단호박 수프
점심: 현미 주먹밥(작은 것 2개, 160g), 다시마 표고버섯 간장조림(20g), 매실장아찌 우엉 조림(3개)
저녁: 먹지 않음

축 늘어졌던 뱃살에 탄력이 생기고 변비도 나았다.

가족의 이해

아내는 애초부터 나의 감량 계획에 반대했다. 오랫동안 함께 현미채식을 해왔지만 아직도 '마르면 초라해 보인다'는 편견을 버리지 못한 것 같다.

아내의 이해를 얻지 못하면 감량 계획을 끝까지 해내기가 어려울 것 같았다. 그래서 아내의 마음을 돌려보려고 식재료 구입과 요리, 설거지를 내가 도맡아 했다. 칼로리를 조절하려면 어차피 식재료를 직접 골라야 해서 그런 일들이 힘들지는 않았지만 아내가 여전히 감량에 찬성해주지 않아 내심 섭섭했다. 그러나 투병 중이신 장모님이나 친척들은 이번 감량 결과를 높이 평가해주어 그나마 다행이다.

52주째 **하루 평균 섭취 칼로리** 800~900kcal **하루 평균 소비 칼로리** 2,400kcal
하루 워킹량 1만 5,000보

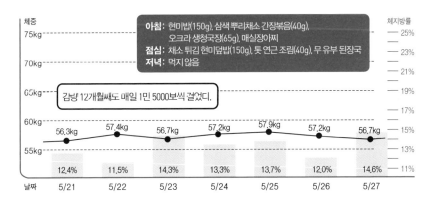

소식·초소식을 실천하는 선배에게 배운다

나는 가끔 60대 중반의 나이에도 호리호리한 몸매로 활기차게 일하는 내 모습을 상상하다가 문득 두 사람의 인생 선배가 생각났다.

한 분은 교토에 사는 야마모토 쇼엔 씨로, 2013년 현재 94세다. 오랫동안 매크로비오틱 지도자로 활동하면서 내가 개최한 건강 세미나에서 여러 번 강연도 해주셨다. 그는 7박 8일이나 되는 세미나 기간 내내 강연은 물론 참가자를 위해 식사 지도를 하고, 세미나가 열린 호텔 주방에서 현미식 만드는 법도 가르쳐주셨다. 매일 아침 5시부터 새벽 2시까지 진행된 고된 일정을 열정적인 모습으로 소화하셨다.

그는 언제나 등에 커다란 배낭을 메고 양손에는 무거운 짐을 잔뜩 들고 회의장에 나타났다. 작은 체구에 얼굴 가득 온화한 미소를 띠며 경이

53주째 **하루 평균 섭취 칼로리** 800〜900kcal **하루 평균 소비 칼로리** 2,400kcal
하루 워킹량 1만 5,000보

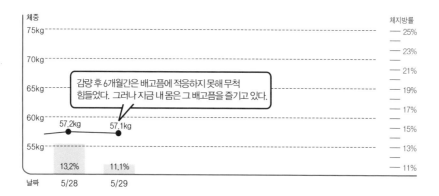

감량 후 6개월간은 배고픔에 적응하지 못해 무척 힘들었다. 그러나 지금 내 몸은 그 배고픔을 즐기고 있다.

적인 체력을 보여주었다. 도대체 어디서 그런 에너지가 나오는지 새삼 궁금해졌다.

오랜만에 전화를 드렸더니 지금도 일주일에 3일은 식사 지도를 한다고 했다. 새벽 5시에 일어나 아침식사로 된장국 한 그릇만 먹고는 점심과 저녁은 현미채식을 한다. 하루 총섭취 칼로리는 600kcal 정도이고, 잠은 3~4시간 잔다고 했다. 그는 "옛날에는 자기주장이 강하고 고집도 셌는데 지금은 그 어떤 것에도 집착하지 않아요. 모든 것을 다 받아들이고 자연의 흐름에 따라 살다 보니 스트레스가 전혀 없습니다"라고 했다. 엄격한 매크로비오틱 지도자들 중에는 의외로 일찍 돌아가시는 분이 많은 게 사실이다. 건강하게 오래 살려면 마음가짐 역시 중요하다는 것을 다시 한번 깨닫게 되었다.

본받고 싶은 또 다른 분은 도쿄에 사는 사사키 켄진 씨로, 현재 93세다. 그는 오랫동안 기술직에 있었는데, 정년퇴직 후에 농작물 재배에 흥미를 갖게 됐다고 한다. 전국의 논밭을 찾아다니며 연구를 거듭한 끝에 독자적인 유기농법을 개발했다.

나는 10년 전 어느 연구회에서 사사키 씨의 강연을 듣고 크게 감명을 받았다. 그가 유기농법으로 재배한 현미, 오이, 감자, 딸기 등을 주문했더니 하나같이 크고 묵직한 데다 맛도 아주 좋았다. 배송 중에 물러진 딸기가 상온에서 일주일 동안이나 썩지 않는 것을 보고 놀랐던 기억이 난다.

그는 한때 나와 함께 홋카이도와 동북 지방에서 농업 지도를 했다. 그때 죽순껍질로 만든 신발을 신고 늘 잰걸음으로 다니시던 모습이 생각난다. 오랜만에 사사키 씨를 찾아뵀더니 지금도 1년 내내 한결같은 모습으로 유기농법의 보급에 힘쓰고 계셨다.

그는 2~3년 전까지는 아침식사를 거르고 하루에 두 끼만 먹었는데, 지금은 저녁식사만 한다고 했다. 하루 총섭취 칼로리는 800kcal 정도다. 식단은 현미와 채소가 중심이지만 뼈째 먹는 생선도 자주 먹는다고 했다.

사사키 씨는 신념이 강한 분이지만 직장생활을 오래 해서 그런지 현실 사회의 모순도 기꺼이 인정하고 받아들이는 편이다. 그래서 정신적인 스트레스나 걱정거리가 없다고 한다. 그분께 농업에 대한 식지 않는 열정과 순리를 지키며 차근히 원하는 바를 이루어가는 자세를 배워야겠다.

이번에 두 분의 이야기를 듣고 현미 중심의 소식과 더불어 삶에 대한 긍정적인 태도가 건강에 얼마나 중요한지 새삼 깨달았다. 그 두 가지를 다 실천한다는 점에서 내 감량법이 역시 옳다는 것도 확신하게 되었다.

351~365days
1년간의 감량 결과 정리

　1년간의 삼량 결과를 표로 정리해보았다. 체중과 체질량지수, 기초대사량은 각각 '월초의 수치 → 월말의 수치'로 나타냈다.

　체중은 1년 동안 약 30% 줄었고, 체질량지수는 18에 가까워졌다. 평균적으로 매달 2kg씩 감소한 것이라서 요요현상으로 고민하는 일은 없었다.

　표에 기재된 기초대사량은 내 체중계에 표시된 수치다. 보건복지센터에서 나이와 키, 체중을 기준으로 산출한 1일 기초대사량은 1,413kcal였다. 이 수치를 바탕으로 평소의 활동량(주로 워킹) 등을 고려해서 소비 칼로리를 계산했다.

인체의 놀라운 적응력

1년 전 감량을 막 시작했을 무렵에는 소식 1단계(1,400 ~1,500kcal)에서도 늘 배가 고팠다. 공복감에 적응하는 데만도 무려 6개월이 걸렸다. 단것을 조금 먹으면 금세 허기가 사라진다는 사실도 그때 알게 되었다.

적게 먹는 것에 익숙해지자 소식 1단계에서 2단계, 3단계로 옮겨 섭취 칼로리를 차츰 줄였다. 10개월째에 접어드니 배가 고파야 오히려 속이 편했다. 배고픔이 쾌감으로 느껴졌다. 이런 기분은 겪어보지 않으면 모를 것이다.

감량 기간에는 무얼 먹어도 맛이 좋았다. 원래 매크로비오틱에서는 먹어도 되는 것과 먹지 말아야 할 것을 엄격하게 구분하지만, 이번에는 이런 원칙에서 자유로웠다. 그래서 회식 자리에서도 뭐든 잘 먹었다. 혀로도 기분으로도 맛을 느끼면서 식사를 즐겼다. 이제는 의식하지 않아도 식사량을 조절할 수 있다. 외식을 한 날에는 저절로 집에서는 덜 먹게 된다.

	1개월째 (5/30~6/29)	2개월째 (6/30~7/30)	3개월째 (7/31~8/30)
식단 단계(1일 섭취 칼로리)	소식 1단계 (1,400~1,500kcal)		
체중	76.6 → 72.9kg	72.8 → 70.6kg	70.8 → 69.9kg
체질량지수(BMI)	25.6 → 24.4	24.3 → 23.6	23.7 → 23.4
1일 기초대사량(kcal)	1,703 → 1,649kcal	1,642 → 1,614kcal	1,615 → 1,606kcal
1일 소비 칼로리(kcal)	2,300 ~ 2,400kcal		
1일 워킹량	5,000보	8,000보 ~ 1만 보	

이 책은 1년간의 감량을 마치고 두 달이 지난 후에 쓴 것이다. 지금은 초소식 1단계(400~500kcal)로 하루에 약 500kcal씩 섭취해 체질량지수 19를 유지하고 있다. 365일은 짧다면 짧고 길다면 긴 시간이지만 그동안의 노력만으로 배고픔을 즐길 수 있게 될 줄은 정말 몰랐다. 인체의 적응력은 참 대단하다.

감량으로 알게 된 사실

감량 과정에서 몸과 마음에 나타난 변화와 이를 통해 새로 알게 된 사실들을 소개한다. 소식·초소식 감량의 오랜 항해 끝에 도착한 '건강'이라는 신세계의 풍경이다.

● 단계적으로 체중을 줄였더니 인체의 항상성이 작용하지 않아 요요현상을 겪지 않고 무리 없이 감량 목표를 달성할 수 있었다.

	4개월째(8/31~9/29)	5개월째(9/30~10/29)	6개월째(10/30~11/29)
식단단계(1일 섭취 칼로리)	소식 1단계(1,400~1,500kcal)		소식 2단계 (1,200~1,300kcal)
체중	70.0 → 68.9kg	69.0 → 67.6kg	67.4 → 66.0kg
체질량지수(BMI)	23.4 → 23.0	23.1 → 22.6	22.5 → 22.1
1일 기초대사량(kcal)	1,612 → 1,590kcal	1,590 → 1,575kcal	1,571 → 1,555kcal
1일 소비 칼로리(kcal)	2,300~2,400kcal		2,400kcal
1일 워킹량	8,000~1만 보		1만 5,000보

- 소식·초소식 단계의 식단으로도 비타민과 미네랄을 비롯한 영양소를 충분히 섭취할 수 있었다. 기초건강검진 및 모발 미네랄 검사 결과에서도 영양 섭취에 이상이 없는 것으로 나타났다.

- 일반적인 하루 권장 칼로리보다 훨씬 더 적은 칼로리(1일 1,000kcal 이하)를 섭취하고도 활기차게 생활할 수 있었다.

- 소식·초소식을 통해 몸속의 독소가 배출되고 체질이 개선되는 효과를 보았다.

- 오랫동안 소식·초소식을 했더니 더 건강해지고 매사에 자신감이 생겼으며 의욕이 강해졌다. 오감이 예민해지고 뇌가 활성화되는 경험도 했다.

- 우리 몸에는 '배고픔'이라는 새로운 환경과 자극에 적응할 수 있는 유연성이 있다는 사실을 알았다.

	7개월째(11/30~12/30)	8개월째(12/31~1/30)	9개월째(1/31~3/1)
식단 단계(1일섭취 칼로리)	소식 3단계 (800~900kcal)	초소식 1단계 (400~500kcal)	
체중	65.8 → 61.7kg	61.5 → 58.3kg	58.6 → 57.3kg
체질량지수(BMI)	22.0 → 20.6	20.5 → 19.5	19.6 → 19.1
1일 기초대사량(kcal)	1,552 → 1,500kcal	1,494 → 1,453kcal	1,457 → 1,446kcal
1일 소비 칼로리(kcal)	2,450 ~ 2,550kcal		
1일 워킹량	약 2만 3,000보		

덜어내고 비워내는 마이너스 발상

기초대사량을 측정해주었던 운동생리학 교수가 이런 말을 했다.

"학문의 세계에서는 무언가를 보태서 기능을 높일 생각은 해도 빼려고 하지는 않습니다. 마이너스는 곧 기능 저하로 이어지기 때문에 그런 관점으로 연구하는 일은 드물지요."

'살이 찌면 생활습관병에 걸리고, 마르면 허약해진다'는 고정관념에서는 건강의 개념이 제한적일 수밖에 없다. 나는 이번 감량을 통해 모자란 것을 보태는 '플러스(+)'가 아니라 과한 것을 덜어내는 '마이너스(−)'의 효과를 극대화했다. 그리고 그 결과로 '마르면 건강해진다'는 것을 증명해냈다.

이와 더불어 섭취 칼로리를 크게 줄여도 건강을 지키는 데는 아무런

	10개월째 (3/2~3/29)	11개월째 (3/30~4/29)	12개월째 (4/30~5/29)
식단단계 (1일 섭취 칼로리)	소식 3단계 (800~900kcal)		
체중	57.1 → 56.3kg	56.3kg → 54.6kg	55.2kg → 57.1kg
체질량지수(BMI)	19.1 → 18.8	18.8 → 18.2	18.4 → 19.1
1일 기초대사량(kcal)	1,440 → 1,430kcal	1,430 → 1418kcal	1,421 → 1,462kcal
1일 소비 칼로리(kcal)	2,450~2,550kcal	2,400kcal	
1일 워킹량	약 2만 3,000보	1만 5,000보	

문제가 없다는 것도 확인했다. 식욕이 줄어든 대신 기력이 강해졌다. 건상의 실이 몇 단계나 상승한 느낌이다. 식비도 30% 넘게 줄었다.

　여러분이 내 감량 과정을 그대로 따를 필요는 없다. 안전성이 증명된 결과를 중심으로 자신의 감량 목적과 목표 체중에 맞게 프로그램을 짜서 실천하면 된다(1장 참조). 대사증후군을 예방하기 위해 감량을 결심했다면 당장 눈에 드러나는 효과를 기대하지는 않을 것이다. 하지만 영양이 고루 담긴 저칼로리 식사를 하게 되면 차츰 체중이 줄고 여러 가지 긍정적인 변화들이 일어나기 때문에 '마르면 건강해진다'는 사실을 저절로 알게 된다.

도표 3-1 ⠇⠇⠇ 기초건강검진 결과

검진 기관		일반 병원		요코하마시 보건복지센터	
검진일		2007. 7. 6 (감량 2개월째)	2007. 12. 3 (감량 7개월째)	2008. 1. 21 (감량 8개월째)	2008. 3. 13 (감량 10개월째)
검사 항목	기준치*				
체중	58.0~73.0kg	71.5kg	66.3kg	59.0kg	56.4kg
허리둘레	90cm 이하(남성)	89.8cm	82.2cm	82cm	76cm
혈압	85~130mmHg	74~104mmHg	79~133mmHg	74~108mmHg	69~118mmHg
지질 총콜레스테롤	150~220mg/dl	208mg/dl	179mg/dl	193mg/dl	172mg/dl
지질 고밀도 콜레스테롤(HDL)	40mg/dl 이상	37mg/dl	45mg/dl	50mg/dl	45mg/dl
지질 중성지방	50~149mg/dl	64mg/dl	36mg/dl	52mg/dl	49mg/dl
간기능 AST(GOT)	40IU/l 이하	19IU/l	17IU/l	17IU/l	16IU/l
간기능 ALT(GPT)	35IU/l 이하	12IU/l	7IU/l	12IU/l	12IU/l
간기능 γ(감마)-GTP	59IU/l 이하	7IU/l	8IU/l	8IU/l	7IU/l
혈청크레아티닌	1.30mg/dl 이하	0.75mg/dl	0.68mg/dl	0.69mg/dl	0.70mg/dl
요산	2.1~7.0mg/dl	6.2mg/dl	5.6mg/dl	5.7mg/dl	5.3mg/dl
수시혈당	139mg/dl 이하	122mg/dl	98mg/dl	100mg/dl	93mg/dl
헤모글로빈A1C	5.4% 이하	5.1%	4.8%	5.0%	5.1%
빈혈검사 적혈구 수(남성)	410~530만/mm³	490만/mm³	458만/mm³	461만/mm³	438만/mm³
빈혈검사 헤모글로빈(남성)	14.0~18.0g/dl	14.8g/dl	14.1g/dl	14.4g/dl	13.6g/dl
빈혈검사 헤마토크리트(남성)	39~52%	43.0%	41.3%	44.5%	41.6%
백혈구 수(남성)	3,900~9,800/mm³	5,400/mm³	5,400/mm³	5,400/mm³	5,700/mm³
평균 혈구용적(MCV)	F79.0~100fl	—	—	96.5fl	95.0fl
평균 혈구혈색소(MCH)	F26.3~34.3pg	—	—	31.2pg	31.1pg
평균 혈구혈색소농도(MCHC)	F30.7~36.6%	—	—	32.4%	32.7%
혈소판수	12~35만/μl	—	—	23.2만/μl	28.2만/μl
소변검사 요단백	(−)	(−)		(−)	(−)
소변검사 요당	(−)	(−)		(−)	(−)
소변검사 우로빌리노겐	(±)	(±)	—	(±)	(⊥)
소변검사 잠혈반응	(−)	(−)		(−)	(−)
소변검사 빌리루빈	(−)	—	—	(−)	(−)
소변검사 비중	1.002~1.030	—	—	1.020	1.020
소변검사 산도(PH)	5.0~8.0	—	—	5.5	5.5
소변검사 케톤	(−)	—	—	(−)	(−)

* 검사 항목에 대한 기준치(바람직한 검사 수치)는 키 173cm의 남성의 경우에 해당하며, 요코하마시 건강복지국이 제시한 수치를 표기했다.

나만의 감량 프로그램으로
최상의 건강을 얻는다

1년간의 소식·초소식 생활을 통해 느끼고 깨달은 점을 정리해보았다. 감량을 시작하기 전까지 나는 내 몸을 이루는 세포 하나하나가 위대한 힘을 가졌다는 사실을 알지도 못했고 믿지도 않았다. 그래서 내 잘못된 생활방식 때문에 세포가 제 능력을 잃어가고 있어도 태연했다.

우리는 인간이기 이전에 동물이고 생물이다. 근본을 잊고서 물질적 풍요만 좇다 그 대가로 맛난 음식을 골라 먹고 많이 먹는 나쁜 습관을 갖게 됐다. 그러니 내가 무얼 얼마만큼 먹어야 건강한지 궁금하지도, 알고 싶지도 않게 되었다. 결국 영양은 과잉되고 운동은 부족하여 내 몸의 세포들은 힘을 잃고 질병을 얻었다. 그러다 통증이라도 나타나면 곧장 의사에게 달려가거나 약에 매달린다. 내가 내 몸을 고친다는 것은 어림도 없는 생각이었다.

그러나 반 년 이상 매일 '아주 조금만 먹고', '많이 움직이며' 생활한 끝에 마침내 내 몸의 세포에게 본래의 힘을 되돌려줄 수 있었다. 그리고 기운을 되찾은 세포들이 실컷 제 능력을 발휘한 덕에 나는 지금 최상의 건강을 누리고 있다. 둔하던 오감이 예민해지고 닫혀 있던 감각들이 활짝 열리면서 매사에 관심이 생기고 자신감과 의욕이 샘솟는다.

감량 기간에 내가 무엇을 얼마큼 먹었는지 보면 여러분도 하루 필요 칼로리라는 기준이 얼마나 모호한지 알 것이다. 상식은 쉽게 달라지지 않겠지만 이 책을 읽은 여러분은 달라질 수 있다. 바른 지식과 구체적인 목표를 갖고 소식·초소식 생활에 도전해보라. 몸에 기운이 충만하고, 뇌가 구석구석까지 깨어나며, 감각들이 되살아날 것이다. 마음이 평온하니 판단이 정확해지고 행동력이 강해지는 것은 물론이다.

감량으로 원하는 목표를 이루려면 이 책에서 제시하는 식단과 운동법, 건강검진 요령 등을 참고로 '나만의 감량 프로그램'을 만들도록 한다. 감량 후 아름다워지고, 건강해지고, 병이 나으면 내가 바뀌고 내 삶이 바뀔 수 있다고 믿어보자. 큰 기대를 걸고 출발하면 발걸음도 힘차고 오래 걸어도 쉬 지치지 않는다.

책을 끝맺으며, 면역학과 영양학의 견지에서 내 감량법과 결과를 진지하게 평가해주신 아보 도오루 선생과 하라 마사토시 선생, 인생 선배이자 소식의 길잡이이신 야마모토 쇼엔 씨와 사사키 켄진 씨께 깊이 감사드린다.

_시바타 도시히코

덜어내고 비워내서 얻는 평생 건강

　우리 집 둘째의 말에 따르면 세상에는 '저절로' 일어나는 일이 참 많다. 식탁 위 유리컵은 저절로 떨어져서 깨지고, 컴퓨터 화면에는 저절로 게임 창이 열린다. 심지어 수학 시험지에도 저절로 틀린 답이 써진다고 한다. 녀석이 궁지에 몰릴 때마다 내세우는 이 어이없는 '저절로 현상'을 어른들은 교묘하게 다른 의미로 사용한다. 잘 먹어도 저절로 살이 빠지고 숨쉬기 운동만 해도 저절로 근육이 붙을 거라고 생각하는 것이다. 그러니 특별한 계기가 없는 한 지금의 생활습관을 바꾸려고 하지 않는다.

　그런데 그 특별한 계기가 참을 수 없는 통증이나 심각한 병이 아니길 바랄 뿐, 그것을 미리 막는 노력에는 매우 소극적이다. 여기에 '현상 유지'라는 궁색한 핑계까지 합세하니 몸과 머리가 꿈쩍도 않는다. 고정관념과 습관의 힘이 이렇게나 무섭다. 이 책의 필자는 이런 상식을 깨고 장기간의 극단적인 소식 생활에 도전했다. 타고난 체력에 지병도 없는데 말이다. 산해진미 가득한 요즘 같은 세상에 '아주 조금만' 먹고 살아야 할 만큼 절박해서가 아니다. 더 건강해지기 위해서다.

　적게 먹는다고 무턱대고 끼니를 거르지는 않았다. 체중계의 눈금에 일

희일비하지도 않았다. 그래서 이 책을 '굶어서 살을 빼는' 단순 무지한 방법의 다이어트 책으로 봐선 안 된다. 필자는 인체의 항상성을 고려해 단계적으로 섭취 칼로리를 줄여나갔다. 20년간의 현미채식에서 얻은 경험을 바탕으로 만든 독자적이고 효과적인 방법이다. 식단을 소식과 초소식으로 나누고, 이를 다시 3단계로 세분화하여 몸이 적응하는 것을 살펴가며 차근차근 실천했다.

결과적으로, 덜어내고 비워냈더니 그보다 훨씬 더 많은 것을 거둘 수 있었다. 체중은 줄고 기운은 늘었다. 뇌가 구석구석까지 깨어나고 둔하던 오감이 예민해졌다. 날마다 신이 나고, 사는 게 즐겁다고 했다. 생생한 체험 기록 곳곳에 감동과 흥분이 묻어난다. 초로에 시작한 감량으로 필자는 몸과 마음에 최고의 건강을 누리며 신체나이 28세의 청년으로 살아가고 있다.

뭐든 차고 넘치는 시대다. 그런데도 빈 구석만 보이면 채워 넣기 바쁘다. 건강을 재는 양팔저울이 기우뚱하면 무거운 쪽에서 덜어내기보다는 가벼운 쪽에 추를 하나 더 얹어서 균형을 맞추려고 한다. 그래서 영양 과잉이 부른 병을 치료하려고 다시 영양을 공급한다. 반대로 감량에서는 모자란 것을 보태는 '플러스'가 아니라, 과한 것을 덜어내는 '마이너스'의 효과를 극대화했다. 칼로리 '적자'가 건강에는 '이익'으로 돌아온다는 것이다.

이런 마이너스 발상을 식생활에 적용해보자. 열 사람이 한 숟가락씩 밥을 덜어 다른 사람을 위해 밥 한 그릇 만드는 십시일반의 미덕으로 하루 세끼 내 밥상에서 열 숟가락씩만 덜어내 나를 위한 평생 건강을 만들자.

_윤혜림

옮긴이 _ **윤혜림**

서울대학교 건축학과를 졸업했다. 일본 교토대학에서 건축학 전공으로 공학석사 학위를 받고, 동 대학에서 건축환경공학 전공으로 공학박사 학위를 받았다. 한국표준과학연구원에서 일했고, 지금까지 전공과 관련하여 5권의 책을 내고 7권의 책을 옮겼다.

옮긴 책으로는 《암도 막고 병도 막는 항산화 밥상》, 《혈압을 낮추는 밥상》, 《간을 살리는 밥상》, 《노화는 세포건조가 원인이다》, 《내장지방을 연소하는 근육 만들기》, 《근육 만들기》, 《세로토닌 뇌 활성법》, 《면역력을 높이는 장 해독법》, 《생활 속 면역 강화법》, 《부모가 높여주는 내 아이 면역력》, 《암 환자를 살리는 항암 보양 식탁》, 《면역력을 높이는 밥상》, 《면역력을 높이는 생활》, 《콜레스테롤 낮추는 밥상》, 《나를 살리는 피, 늙게 하는 피, 위험한 피》, 《내 몸 안의 숨겨진 비밀, 해부학》, 《내 아이에게 대물림되는 엄마의 독성》을 비롯한 다수의 건강서와 자기계발서 《잠자기 전 5분》, 《코핑》, 자녀교육서 《엄마의 자격》 등이 있다.

좋은 책의 첫 번째 독자로서 누리는 기쁨에 감사하며, 번역을 통해 서로 다른 글을 잇는 다리를 놓아 저자의 지식과 마음을 독자에게 충실히 전달하려 한다.

마이너스 건강 혁명

개정1판 인쇄 ┃ 2023년 5월 24일
개정1판 발행 ┃ 2023년 5월 31일

지은이 ┃ 시바타 도시히코
감　수 ┃ 아보 도오루
옮긴이 ┃ 윤혜림
펴낸이 ┃ 강효림

편　집 ┃ 곽도경
표지디자인 ┃ 디자인 봄바람
내지디자인 ┃ 주영란
마케팅 ┃ 김용우

종　이 ┃ (주)한서지업
인　쇄 ┃ 한영문화사

펴낸곳 ┃ 도서출판 전나무숲 檜林
출판등록 ┃ 1994년 7월 15일·제10-1008호
주　소 ┃ 10544 경기도 고양시 덕양구 으뜸로 130
　　　　　위프라임트윈타워 810호
전　화 ┃ 02-322-7128
팩　스 ┃ 02-325-0944
홈페이지 ┃ www.firforest.co.kr
이메일 ┃ forest@firforest.co.kr

ISBN 　┃ 979-11-88544-98-1 (13510)

내 몸 건강을 위한 현명한 선택!

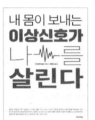

내 몸이 보내는 이상신호가 나를 살린다

병을 두려워하지 마라. 병이야말로 내 몸이 보내는 생존신호다! 병에
걸린다는 것은 몸을 해치려는 것이 아니라 살리려는 본능의 발현이다.
내 몸이 이상신호를 보냈을 때 바로 알아차리고, 몸의 자연치유력을
강화하는 방법으로 혈액을 깨끗이 정화하면 그 어떤 병이든 자신이
스스로 예방하고 치유할 수 있다.

이시하라 유미 지음 | 박현미 옮김 | 260쪽

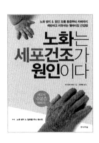

노화는 세포건조가 원인이다

나이가 들면서 느끼는 몸 안팎의 불쾌 증상과 노화 현상은 '세포가 건조하기
때문'이다. 고혈압, 하체 비만, 노안, 요통, 피부 트러블, 우울증, 치매와 같은
노화 증상과 질병들이 어떻게 세포의 건조에서 비롯되는지를 설명하고,
세포의 건조를 부추기는 생활습관을 바로잡아 노화를 늦추고 질병을 치유할
수 있는 다양한 방법들을 제시한다.

이시하라 유미 지음 | 윤혜림 옮김 | 228쪽

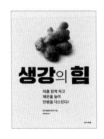

생강의 힘

피를 맑게 하고 체온을 높여 만병을 다스린다! 현대에는 몸이 차가운 사람이
급증하고 있다. 가장 대표적인 증상이 두통, 어깨결림, 비만, 알레르기, 우울증
등이다. 이러한 증상들은 몸을 덥힘으로써 해소할 수 있는데, 가장 효과적인
것이 바로 생강이다. 생강의 유효 성분과 효능, 생강을 이용한 음식 레시피,
생강 덕분에 건강을 회복한 사람들의 체험담이 가득 실려 있다.

이시하라 유미 지음 | 성백희 옮김 | 192쪽

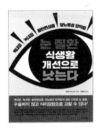

눈 질환 식생활 개선으로 낫는다

'무서운 현대병'인 백내장과 녹내장을 비롯한 각종 안과 질환에 대한 적절한
대응책을 제시해주는 책. 수술과 약물치료만이 최상의 답으로 알았던 백내장,
녹내장을 비롯한 안과 질환을 '소식(小食)'으로 수술 없이도 치료할 수 있는
구체적인 방법을 제시했다.

야마구치 고조 지음 | 이동희 옮김 | 216쪽

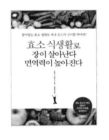

효소 식생활로 장이 살아난다 면역력이 높아진다

면역력은 장 건강이 좌우하고 장 건강은 효소가 결정짓는다! 그러나 체내 효소의
양은 정해져 있기에 효소를 얼마나 보존하느냐가 건강을 좌우한다. 따라서
우리에게 나쁜 먹거리와 오염된 환경, 올바르지 않은 식습관 때문에 갈수록
줄어드는 체내 효소를 어떻게 하면 온존하고 보충할 수 있는지를 상세하게
알려준다.

츠루미 다카후미 지음 | 김희철 옮김 | 244쪽

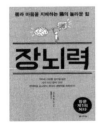

몸과 마음을 지배하는 腸의 놀라운 힘! 장뇌력

많은 몸속 기관 중에 뇌가 으뜸인 것처럼 보이지만, 생물은 먼저 장에서
진화했으며 뇌는 훨씬 뒤에 생겨났다. 즉 장은 뇌보다 훨씬 오래된 생명의
근원이다. 저자는 우리가 먹고 마신 음식, 들이쉰 공기가 어떻게 몸과 마음이
되는지 그 작용 원리와 장에 숨겨진 놀라운 힘을 이 책에 담았다. 그러므로
장뇌력을 연마하면 몸과 마음과 영혼이 조화를 이뤄 진정한 건강을 누릴 수 있다.

나가누마 타카노리 지음 | 배영진 옮김 | 216쪽

전나무숲 건강편지를
매일 아침, e-mail로 만나세요!

전나무숲 건강편지는 매일 아침 유익한 건강 정보를 담아 회원들의 이메일로
배달됩니다. 매일 아침 30초 투자로 하루의 건강 비타민을 톡톡히 챙기세요.
도서출판 전나무숲의 네이버 블로그에는 전나무숲 건강편지 전편이 차곡차곡
정리되어 있어 언제든 필요한 내용을 찾아볼 수 있습니다.

http://blog.naver.com/firforest

 '전나무숲 건강편지'를 메일로 받는 방법 forest@firforest.co.kr 로 이름과 이메일 주소를
보내주세요. 다음 날부터 매일 아침 건강편지가 배달됩니다.

유익한 건강 정보,
이젠 쉽고 재미있게 읽으세요!

도서출판 전나무숲의 티스토리에서는 스토리텔링 방식으로 건강 정보를
제공합니다. 누구나 쉽고 재미있게 읽을 수 있도록 구성해, 읽다 보면 자연스럽게
소중한 건강 정보를 얻을 수 있습니다.

http://firforest.tistory.com

스마트폰으로 전나무숲을 만나는 방법

전나무숲
www.firforest.co.kr / e-mail_forest@firforest.co.kr

네이버 블로그   다음 티스토리